TELEMEDICINA
Approccio multidisciplinare alla gestione dei dati sanitari

Vincenzo Sica • Silvia Selvaggi
F. Amato • A. Cataldi • M. Cioffi • E. Manzi • A.M. Molinari • A. Natale

TELEMEDICINA

Approccio multidisciplinare
alla gestione dei dati sanitari

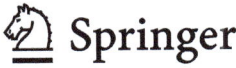

Vincenzo Sica
Professore Ordinario di Patologia Clinica
Dipartimento di Patologia Generale
Facoltà di Medicina e Chirurgia
Seconda Università degli Studi di Napoli

Silvia Selvaggi
Centro di Servizi di Ateneo per l'e-learning
Seconda Università degli Studi di Napoli
Napoli

Serie Springer Biomed *a cura di*

Maria Rita Micheli
Dipartimento di Biologia Cellulare
e Ambientale
Università di Perugia
Perugia

Rodolfo Bova
Dipartimento di Medicina Sperimentale
e Scienze Biochimiche
Università di Perugia
Perugia

Gli Autori desiderano ringraziare:
Paola Mantovano, Giuseppe Sica, Valentina Fraternali, Fondazione Luigi Califano onlus e l'Istituto Banco di Napoli – Fondazione, per il supporto alla realizzazione dell'Opera.

ISBN 978-88-470-1633-0   e-ISBN 978-88-470-1634-7
DOI 10.1007/978-88-470-1634-7

© Springer-Verlag Italia 2010

Quest'opera è protetta dalla legge sul diritto d'autore, e la sua riproduzione è ammessa solo ed esclusivamente nei limiti stabiliti dalla stessa. Le fotocopie per uso personale possono essere effettuate nei limiti del 15% di ciascun volume dietro pagamento alla SIAE del compenso previsto dall'art. 68, commi 4 e 5, della legge 22 aprile 1941 n. 633. Le riproduzioni per uso non personale e/o oltre il limite del 15% potranno avvenire solo a seguito di specifica autorizzazione rilasciata da AIDRO, Corso di Porta Romana n. 108, Milano 20122, e-mail segreteria@aidro.org e sito web www.aidro.org.
Tutti i diritti, in particolare quelli relativi alla traduzione, alla ristampa, all'utilizzo di illustrazioni e tabelle, alla citazione orale, alla trasmissione radiofonica o televisiva, alla registrazione su microfilm o in database, o alla riproduzione in qualsiasi altra forma (stampata o elettronica) rimangono riservati anche nel caso di utilizzo parziale. La violazione delle norme comporta le sanzioni previste dalla legge.

L'utilizzo in questa pubblicazione di denominazioni generiche, nomi commerciali, marchi registrati, ecc. anche se non specificatamente identificati, non implica che tali denominazioni o marchi non siano protetti dalle relative leggi e regolamenti.

Responsabilità legale per i prodotti: l'editore non può garantire l'esattezza delle indicazioni sui dosaggi e l'impiego dei prodotti menzionati nella presente opera. Il lettore dovrà di volta in volta verificarne l'esattezza consultando la bibliografia di pertinenza.

Layout copertina: Simona Colombo, Milano

Impaginazione: Graphostudio, Milano
Stampa: Arti Grafiche Nidasio, Assago (MI)
Stampato in Italia

Springer-Verlag Italia S.r.l., Via Decembrio 28, I-20137 Milano
Springer fa parte di Springer Science+Business Media (www.springer.com)

Prefazione

Lo sviluppo delle nuove tecnologie ha inciso profondamente sulle attività quotidiane degli individui, portando innumerevoli vantaggi e contribuendo in maniera evidente al miglioramento della qualità della vita. Questo volume intende esaminare il profondo impatto che tali cambiamenti hanno avuto, in particolare, nell'ambito della medicina, considerando da un lato i mutamenti nella concezione stessa della professione medica, dall'altro gli innegabili benefici che il progresso tecnologico ha portato nella gestione del Sistema Sanitario e nel rapporto con i pazienti. Si è voluto, in altri termini, scandagliare le diverse sfaccettature di quella che ormai è comunemente conosciuta come "Telemedicina", cercando di rendere il più possibile chiara la portata della profonda rivoluzione che questa ha rappresentato nell'ambito medico. Ecco il perché della scelta, da parte degli Autori, di affiancare a una sezione più strettamente specialistica, nella quale vengono dettagliatamente esaminati gli aspetti tecnici e gli standard comunemente utilizzati, una più generale, che intende offrire un'esauriente panoramica sulla storia e sull'evoluzione della Telemedicina; tutto ciò per consentire al lettore di avere un quadro il più possibile chiaro su come si sia arrivati alla situazione attuale, offrendo spunti per ulteriori riflessioni e approfondimenti.

Dopo una parte introduttiva, nella quale si illustrano origine e storia della telemedicina, oltre alle diverse definizioni che questo termine ha avuto nel tempo, si passa alla descrizione dei settori nei quali la telemedicina ha avuto maggiore diffusione e applicazione, sottolineando le trasformazioni che tale diffusione ha comportato nel modo stesso di concepire l'attività del medico e il rapporto con i pazienti. Successivamente vengono esaminate le molteplici applicazioni cliniche della telemedicina; viene offerta un'ampia e dettagliata descrizione di tali applicazioni, del loro funzionamento, delle differenze rispetto alle modalità tradizionali e dei vantaggi del loro utilizzo. Non mancano riferimenti al settore della formazione e dell'aggiornamento continuo del personale sanitario; vengono descritti in maniera approfondita l'utilizzo della formazione a distanza, la possibilità della costruzione di conoscenza in rete per i medici, oltre ai principali strumenti offerti dalla tecnologia per attuare un processo così complesso (si pensi al *Problem Based Learning*, PBL). Si evidenzia, in tal modo, la possibilità di partecipare in maniera attiva al processo formativo, attraverso l'esercizio delle proprie capacità critiche e creative per la risoluzione di problemi comuni; si pone l'accento, inoltre, sull'utilità delle tecnologie per la produzione di materiale didattico multimediale, che consente al docente di avvicinare gli studenti con l'esperienza diretta agli aspetti più pratici e concreti della loro futura attività professionale. La parte centrale del volume è quella dal carattere più squisitamente tecnico: accanto a una approfondita ed esauriente disamina dei principali standard utilizzati nell'ambito dell'informatica sanitaria, concernenti le immagini, i dati clinici e tutto ciò che rientra nelle applicazioni di telemedicina, si analizzano i molteplici canali attraverso i quali è possibile ottenere le informazioni, da quelli più tradizionali a quelli di ultima generazione, grazie ai quali gli utenti possono usufruire di servizi sempre più efficienti. Ampio spazio è riservato, inoltre, agli aspetti normativi, in relazione alle varie tematiche implicate in telemedicina; si pensi, per esempio, all'utilizzo della firma digitale, alla dematerializzazione di documenti sanitari, nonché alla dibattuta questione privacy, assolutamente attuale e discussa. Un altro aspetto sicuramente attuale che viene preso in considerazione è quello deontologico: si cerca di delineare il codice comportamentale del medico anche nell'innovativo contesto della telemedicina, ponendo l'accento sulla centralità del paziente, sul rispetto della sua privacy e sull'assunzione di responsabilità da parte del medico. Tutto ciò per evidenziare come le nuove tecnologie non abbiano intaccato in alcun modo la necessità di tutelare al meglio il rapporto medico-paziente con tutte le sue implicazioni etiche. La conclusione del volume mette in evidenza i cambiamenti subiti dalle professioni sanitarie grazie all'affermazione del progresso tecnologico, ponendo l'accento su come queste vengano investite da sempre maggiori responsabilità nei confronti dei pazienti e necessitino di una formazione e di un aggiornamento sempre costanti; presenta, inoltre, un ampio sguardo sulle prospettive ulteriori della telemedicina, in relazione ai mutamenti continui della società.

L'intento degli Autori, in definitiva, è quello di presentare una visione il più possibile accurata ed esauriente di un argomento dalle molteplici sfumature e implicazioni, ma anche quello di offrire una serie di spunti critici e di riflessione affinché il lettore possa elaborare la propria opinione su questa tematica.

Milano, febbraio 2010

Prof. Vincenzo Sica
Professore Ordinario di Patologia Clinica
Dipartimento di Patologia Generale
Facoltà di Medicina e Chirurgia
Seconda Università degli Studi di Napoli

Indice

Capitolo 1 – Tecnologie informatiche e delle comunicazioni in medicina: la telemedicina 1
E. Manzi, S. Selvaggi, V. Sica

    Le nuove tecnologie al servizio della medicina 1
    Cenni storici 3
    Settori applicativi della telemedicina 5
    Tipologie di dati e modalità di comunicazione 6
    I pro e i contro della telemedicina (*A. Cataldi*) 8
    Letture consigliate 9

Capitolo 2 – Applicazioni della telemedicina 11
E. Manzi, S. Selvaggi, V. Sica

    Applicazioni cliniche 11
    Aggiornamento continuo e formazione a distanza 16
    Letture consigliate 18

Capitolo 3 – Applicazione degli standard – interoperabilità 21
F. Amato

    Introduzione agli standard 21
    Il contenuto degli standard 21
    Necessità e vantaggi della normazione 26
        La trasportabilità 27
        Modularità e interoperabilità 28
        Una piattaforma comune per lo sviluppo del settore 28
        Un approccio moderno alla normazione 29
        L'attività normativa europea 29
        Un servizio per la diffusione della telematica nella sanità 31
    Standard per lo scambio di dati sanitari 31
        I vantaggi 33
        I criteri di valutazione 33
        Il modello OSI 34
        I livelli logici del modello OSI 35
        I dispositivi di rete 36

Lo standard DICOM 37
 Le caratteristiche generali 37
 La dichiarazione di conformità 39
 Il modello di informazione 39
 Le principali entità 41
 Le classi DICOM 41
 Le entità di informazione 42
 Gli elementi di servizio 43
 La definizione delle immagini 44
 La presentazione delle immagini 44
 La gestione dei documenti strutturati 45
 La sicurezza 46
Lo standard HL7 46
 Gli obiettivi 47
 La flessibilità 48
 Le interfacce 48
 Il formato dei messaggi 49
L'integrazione tra sistemi 50
L'iniziativa IHE 51
L'architettura CDA 52
Nomenclatori medici 54
 Logical Observation Identifiers Names and Codes (LOINC) ... 55
Classificazione malattie e ricoveri 55
Applicazioni pratiche degli standard 57
 Interscambio di documenti e referti – interoperabilità .. 57
 Diagnostica per immagini – RIS e PACS 58
 Laboratorio di analisi – LIS 59
 Il Fascicolo Sanitario Elettronico 61
Conclusioni 64
Siti Internet di maggiore interesse 72

Capitolo 4 – Rappresentazione dei dati su *media* diversi   73
A. Natale

L'informazione come bene primario 73
I *media* tradizionali 74
I *new media* 75
Il linguaggio XML 77
DTD e Schema 78
XSL e XSLT 79
XPath, XPointer e Xlink 80
La multicanalità 80
Esempio di applicazione multicanale 83
Siti Internet di maggiore interesse 88

Capitolo 5 – Aspetti normativi ... 89
F. Amato, A. Cataldi, M. Cioffi, A.M. Molinari

Utilizzo della firma digitale in ambito sanitario 89
Dematerializzazione di documenti sanitari, immagini e referti 92
Privacy e dati sanitari 99
Problematiche deontologiche (*E. Manzi, S. Selvaggi, V. Sica*) 101
Letture consigliate 104

Capitolo 6 – Il futuro della telemedicina 105
E. Manzi, S. Selvaggi, V. Sica

L'evoluzione delle figure professionali 105
Conclusioni 106

Glossario 109

Elenco degli Autori

Francesco Amato
Dipartimento di Patologia Generale
Facoltà di Medicina e Chirurgia
Seconda Università degli Studi di Napoli

Antonia Cataldi
Dipartimento di Patologia Generale
Facoltà di Medicina e Chirurgia
Seconda Università degli Studi di Napoli

Michele Cioffi
Professore Associato
Patologia Clinica
Dipartimento di Patologia Generale
Facoltà di Medicina e Chirurgia
Seconda Università degli Studi di Napoli

Elisa Manzi
Dipartimento di Patologia Generale
Facoltà di Medicina e Chirurgia
Seconda Università degli Studi di Napoli

Anna Maria Molinari
Professore Ordinario di Patologia Clinica
Dipartimento di Patologia Generale
Facoltà di Medicina e Chirurgia
Seconda Università degli Studi di Napoli

Agostino Natale
Dipartimento di Patologia Generale
Facoltà di Medicina e Chirurgia
Seconda Università degli Studi di Napoli

Capitolo 1

Tecnologie informatiche e delle comunicazioni in medicina: la telemedicina

Elisa Manzi, Silvia Selvaggi, Vincenzo Sica

Le nuove tecnologie al servizio della medicina

Le tecnologie informatiche e delle telecomunicazioni (*Information and Communication Technology*, ICT) hanno rivoluzionato in maniera radicale le attività quotidiane di milioni di persone, contribuendo al miglioramento della qualità della vita e del lavoro negli ambiti più svariati. Uno dei settori che ha tratto i vantaggi maggiori, in particolare dalla sinergia tra informatica e biomedicina, è quello sanitario, nel quale è stato possibile avviare un concreto processo di rinnovamento e razionalizzazione finalizzato al miglioramento complessivo della qualità del sistema stesso.

In questo contesto si inserisce la nascita della telemedicina, un nuovo modo di concepire l'attività del medico il quale, grazie all'ausilio delle tecnologie, riesce a controllare e monitorare i pazienti senza che questi ultimi siano fisicamente presenti; in questo modo è possibile ottimizzare tempi e risorse, evitando il dispendio di energie, oltre che favorire le fasce più deboli di pazienti, in particolare gli anziani, per i quali diventa problematico spostarsi per eseguire i controlli ospedalieri.

Allo stato attuale non è possibile dare una definizione univoca del termine telemedicina, soprattutto in considerazione del fatto che la disciplina è in continua evoluzione, parallelamente ai progressi compiuti dalle tecnologie informatiche; a ogni modo, resta chiaro il concetto sul quale essa si fonda: non è più il paziente a spostarsi ma le informazioni che lo riguardano.

Una definizione abbastanza esauriente è stata fornita dagli esperti della Comunità Europea nel 1990 per i quali la telemedicina è "*l'integrazione, il monitoraggio e la gestione dei pazienti, nonché l'educazione dei medesimi e del personale, usando sistemi che consentano un pronto accesso alla consulenza di esperti e alle informazioni del paziente, indipendentemente da dove esso o le informazioni risiedano*". In questa accezione, si è molto vicini a quella che negli Stati Uniti viene definita "*Telehealth*", un concetto dal respiro molto ampio che supera la semplice assistenza ai pazienti lontani dai luoghi di cura e coinvolge, invece, tutto il Sistema Sanitario in un'opera complessiva di riorganizzazione e razionalizzazione del settore.

Inoltre nel 1997 anche l'Organizzazione Mondiale della Sanità ha cercato di sintetizzare le esperienze e le definizioni descrivendo la telemedicina come *"l'erogazione dell'assistenza sanitaria, quando la distanza è un fattore critico, da parte degli operatori sanitari; a tal fine sono utilizzate le tecnologie informatiche e le telecomunicazioni per lo scambio di informazione corretta per la diagnosi, la terapia, la prevenzione di patologie, per l'istruzione permanente degli operatori sanitari e per la ricerca e lo studio in tutti i settori di interesse per il miglioramento dello stato di salute dell'individuo e della comunità"*.

Da tutto ciò si evince, in definitiva, che la telemedicina comporta sempre e comunque l'erogazione di una prestazione sanitaria e che pone sempre al centro il paziente e l'assistenza della quale questo necessita; questo tipo di azione è gestita dagli operatori sanitari che se ne occupano a vario titolo e a seconda della loro specializzazione. Non si tratta, pertanto, di una nuova specialità medica, ma di una modalità che utilizza gli strumenti messi a disposizione dalle nuove tecnologie per migliorare le prestazioni sanitarie, pur conservando le implicazioni di un qualsiasi atto medico dal punto di vista professionale, etico e legale. In tal senso, implicando la mediazione dei sistemi di comunicazione audiovisiva nel rapporto medico-paziente, utilizzando le tecnologie per fornire loro servizi sanitari (basti pensare al sistema delle teleprenotazioni) e realizzando la gestione, il monitoraggio e la cura dei pazienti indipendentemente da dove si trovino questi ultimi e i dati che li riguardano, la telemedicina comporta la completa informatizzazione e integrazione di tutte le attività ospedaliere, siano esse cliniche ma anche amministrative e gestionali.

La telemedicina, però, non deve in alcun modo snaturare l'essenza della figura del medico né quella del rapporto con il paziente; essa deve contribuire a mantenere integra la relazione interpersonale che si instaura nell'atto terapeutico, in cui è lo specialista a prendersi cura dell'ammalato facendo in modo che questi si senta sempre partecipe del processo assistenziale. Non devono, perciò, mai essere trascurati tutti quegli aspetti che sono costitutivi di questa relazione; in particolare, l'attenzione al linguaggio non verbale, il considerare il paziente come persona prima che come malato, il rapporto interpersonale e il rapporto diretto, soprattutto nel momento in cui ci si trovi a dover comunicare una diagnosi o decidere una terapia.

Occorre precisare, tuttavia, che la telemedicina ha una considerevole valenza soprattutto dal punto di vista psicologico per il paziente e la sua famiglia. Un esempio concreto è dato dalla pratica della cosiddetta *homecare* nella quale, grazie alla teleassistenza, è possibile realizzare un collegamento diretto tra il paziente e la sua famiglia e l'ospedale che lo tiene in cura; il monitoraggio continuo effettuato a distanza dal personale medico consente all'ammalato di sentirsi al sicuro anche nella propria casa, con il vantaggio di godere della vicinanza dei propri cari. Questo è un esempio di applicazione "positiva" della tecnologia alla medicina perché, grazie ai nuovi strumenti, è possibile un miglioramento effettivo delle condizioni del paziente; ciononostante, occorre vigilare criticamente sull'utilizzo di questi strumenti, affinché non venga mai meno l'aspetto della comunicazione, né vengano trascurate tutte quelle doti, tipicamente umane, che entrano in gioco nella professione medica.

Le problematiche generali che ruotano attorno alla telemedicina non riguardano, tuttavia, esclusivamente l'ambito medico; esiste, infatti, un altro delicato problema che interessa un settore più vasto, ovvero quello delle applicazioni informatiche e della loro accessibilità. Se si vuole favorire la diffusione capillare delle nuove tecnologie nell'ambito della medicina occorre garantire la piena accessibilità agli strumenti informatici al maggior numero di persone possibile, nel pieno rispetto dei tempi e dei modi di apprendimento del loro funzionamento; la mancanza di una garanzia in tal senso potrebbe portare al rischio di una seria discriminazione tra coloro che hanno facilità ad accedere a questi strumenti e coloro ai quali questo accesso è negato da motivazioni di carattere economico o sociale. È necessario, pertanto, favorire la formazione degli operatori sanitari che si troveranno coinvolti nell'applicazione della telemedicina, parallelamente a un'informazione per gli utenti il più possibile corretta e accessibile.

Cenni storici

L'idea che sta alla base della telemedicina affonda le sue radici in un periodo in cui ancora non era possibile parlare di reti di telecomunicazioni nell'accezione alla quale siamo oggi abituati; già poco dopo l'invenzione del telefono, infatti, ebbero luogo le prime prove di trasmissione dei "suoni" di cuore e polmoni a esperti che potessero esaminare lo stato degli organi attraverso l'"ascolto"; chiaramente, lo stato ancora embrionale dei sistemi di trasmissione portò al fallimento dell'esperimento.

Agli inizi del '900 risalgono i primi tentativi di quella che potremmo considerare una telemedicina *ante litteram*. Nel 1906 Willem Einthoven, uno dei padri dell'elettrocardiografia, fu il primo a studiare un elettrocardiogramma trasmesso attraverso la linea telefonica; nel 1920, negli Stati Uniti, gruppi di medici vennero ingaggiati per l'assistenza sanitaria via radio alle navi che avevano emergenze mediche; nel 1955 l'Istituto Psichiatrico del Nebraska avviò la sperimentazione, attraverso un collegamento che utilizzava la televisione a circuito chiuso, per realizzare consulti tra specialisti, oltre che per finalità didattiche; il medesimo sistema venne utilizzato anche per effettuare terapie di gruppo. Nel 1967 all'aeroporto Logan di Boston fu installata una stazione diagnostica grazie alla quale i medici che transitavano per lo scalo avevano la possibilità di videotrasmettere le immagini radiografiche dei loro pazienti attraverso un diafanoscopio[1] direttamente al *Massachusetts General Hospital*; in tal modo si cercava di garantire un'efficiente assistenza medica ai passeggeri e al personale

---

[1] Schermo luminoso per l'osservazione dei radiogrammi, costituito da una fonte luminosa a luce fredda e da un pannello opaco smerigliato che rende uniforme l'illuminazione del piano

dell'aeroporto, col supporto di personale infermieristico 24 ore su 24. Nel 1971 fu utilizzata, per la prima volta, la trasmissione satellitare; la sperimentazione riguardava lo stato dell'Alaska dove furono installate in quattro località diverse postazioni satellitari terrestri che permettevano la trasmissione e la ricezione di dati su televisori in bianco e nero, mentre all'*Alaska Native Medical Center* di Anchorage fu installata una televisione in modalità ricevente. In tal modo fu possibile verificare quanto e come un sistema di comunicazione avanzato e affidabile potesse influire sul miglioramento dell'assistenza medica all'interno di un territorio estremamente disagevole da raggiungere. Nel 1974 la NASA avviò una sperimentazione per stabilire quali dovessero essere i requisiti minimi della televisione per una telediagnosi. Nel 1977 all'utilizzo diagnostico viene affiancato quello per l'aggiornamento e la formazione a distanza: una sperimentazione tra Canada e Stati Uniti, infatti, prevedeva l'utilizzo di un satellite per la formazione a distanza e l'assistenza medica in Canada.

Negli anni successivi, la telemedicina ha ricoperto un ruolo importante anche nelle emergenze internazionali rappresentando, in molti casi, il mezzo per superare le distanze non solo fisiche ma anche politiche, sociali ed economiche; è il caso del devastante terremoto che nel 1988 colpì l'Armenia e che vide la collaborazione, attraverso la telemedicina appunto, tra Stati Uniti e Unione Sovietica. Dagli anni '80 in poi, grazie alla digitalizzazione dei sistemi di comunicazione, è stato possibile integrare le telecomunicazioni con il computer consentendo, in tal modo, la trasmissione di una mole maggiore di dati; grazie alla linea ISDN[2] divenne possibile la trasmissione simultanea di video, voce e dati.

Ma la vera innovazione degli ultimi anni è rappresentata dall'avvento di Internet, che ha aperto la strada a una comunicazione globale; grazie alla rete è ora possibile registrare e inviare enormi quantità di dati, immagini e audio per consentire una condivisione che supera la difficoltà oggettiva della distanza. Il cambiamento è sicuramente rivoluzionario, poiché consente l'accesso ai dati a un numero praticamente illimitato di persone contemporaneamente, con un radicale abbattimento dei costi rispetto al passato. Grazie proprio a questa innovazione la telemedicina ha superato la fase di sperimentazione per radicarsi sempre di più nella quotidianità, modificando e migliorando il sistema socio-sanitario.

Per quanto riguarda l'Italia, le prime esperienze di trasmissione di segnali biomedicali furono effettuate nel 1970 dalla facoltà di Medicina dell'Università La Sapienza di Roma, che avviò una sperimentazione per un prototipo di Cardiotelefono; sulla scia di questi studi venne creato un Comitato per la telemedicina che cominciò a elaborare proposte concrete per la realizzazione di un'assistenza medica a distanza.

Una delle prime e più interessanti sperimentazioni attuate fu quella della Fondazione Marconi di Bologna che, nel 1976, avviò la pratica di esami tele-

---

[2] *Integrated Services Digital Network*: protocollo che descrive l'effettuazione delle chiamate e la relativa terminazione

elettrocardiografici attraverso linee telefoniche commutate, grazie alle quali l'elettrocardiogramma poteva essere eseguito presso il domicilio del paziente, in assenza dello specialista, e direttamente rilevato dall'ospedale. In quello stesso anno il CSELT (Centro Studi E Laboratori Telecomunicazioni) avviò una serie di ricerche per stabilire la definizione di parametri trasmissivi necessari all'organizzazione di un Pronto Soccorso ospedaliero; il risultato fu la realizzazione, in collaborazione con la SIP, di un collegamento dedicato tra l'ospedale S. Giovanni di Torino e il Pronto Soccorso dell'Ospedale di Susa finalizzato all'esecuzione di consulti specialistici a distanza. Da allora l'Italia ha dimostrato di essere sicuramente all'avanguardia nell'ideazione e nella sperimentazione di soluzioni innovative per la telemedicina; tali soluzioni, tuttavia, non sempre hanno avuto una realizzazione concreta, restando in fase progettuale. In realtà è venuto a mancare un effettivo collegamento tra le azioni di ricerca, collegamento questo indispensabile per la realizzazione di progetti a livello nazionale; le esperienze significative sono limitate a realtà territoriali circoscritte, rendendo lo sviluppo della telemedicina inadeguato a quelle che sono le esigenze reali dal sistema sanitario, e ciò anche a fronte degli innegabili vantaggi apportati dalle tecnologie in questione.

Le esperienze maggiormente diffuse sono quelle relative all'assistenza domiciliare a pazienti affetti da particolari patologie (ad esempio il diabete), alla consulenza radiologica per ospedali presenti su territori particolarmente svantaggiati, senza tener conto, tuttavia, della necessità di un'azione a spettro più ampio; un esempio è dato dal Pronto Soccorso ospedaliero, nel quale si interviene quotidianamente su un numero indefinito di patologie, per le quali occorre monitorare una molteplicità di parametri, utilizzare apparecchiature diagnostiche differenti nonché far ricorso a diversi gradi di consulenza specialistica.

Un settore applicativo nel quale si è raggiunta una discreta efficienza dell'azione è quello dei centri di coordinamento, che spaziano dal 118 al centro antiveleni, al Centro Unico di Prenotazione (CUP), fino a giungere alle reti per i trapianti: tali centri si pongono come unità di "raccolta di informazioni" sulle diverse tipologie di offerte di servizi sociali e sanitari.

In definitiva, si può affermare che l'Italia è sicuramente all'avanguardia per ciò che concerne le competenze scientifiche e tecnologiche (sia in ambito medico che informatico) e la telemedicina ha raggiunto un buon livello di sviluppo; parimenti, bisogna fare i conti con le difficoltà di una sua più capillare diffusione in relazione alle carenze, soprattutto legate agli scarsi investimenti nel settore, che ne impediscono una definitiva e duratura affermazione.

Settori applicativi della telemedicina

La telemedicina costituisce un supporto fondamentale all'attività clinica dei medici attraverso la creazione di cartelle digitali e la possibilità di teleconsulti specialistici, oltre che all'amministrazione, attraverso la creazione di sistemi per la contabilità, la gestione del personale e delle risorse. I principali settori che hanno goduto dello sviluppo e della continua affermazione della telemedicina sono quello diagnostico, quello consultivo, quello formativo – questi afferiscono per lo più al rapporto tra medici – e quello relativo all'assistenza domiciliare e alla teleassistenza in generale – che riguarda prevalentemente il rapporto medico-paziente.

Nell'ambito diagnostico, l'applicazione della telemedicina consente di effettuare diagnosi a distanza (telediagnosi) in tempo reale, realizzando una sinergia tra il clinico e l'esperto della materia: il primo si preoccupa di trasmettere per via telematica al secondo tutte le informazioni relative al paziente, per consentirgli di integrarle ed elaborare una diagnosi completa.

Nell'ambito consultivo, si concretizza la possibilità di realizzare riunioni "virtuali" tra medici, con il non trascurabile vantaggio di non dover necessariamente spostare i pazienti e la documentazione che li riguarda (con un conseguente abbattimento dei costi); ciò comporta, inoltre, una maggiore tempestività dell'intervento assistenziale, oltre che l'interazione tra professionalità e competenze diverse, elemento decisivo nell'elaborazione di una diagnosi, e di una conseguente terapia, il più possibile valida ed efficace per i pazienti.

Nell'ambito formativo, il vantaggio tangibile è rappresentato dall'opportunità di un costante aggiornamento degli operatori sanitari, che possono discutere e approfondire particolari casi clinici attraverso un confronto multidisciplinare o la ricerca di notizie utili e bibliografie su un determinato argomento.

Nell'ambito dell'assistenza domiciliare – la cosiddetta *homecare* – , i vantaggi maggiori sono, chiaramente, per il paziente, che può usufruire delle cure adeguate nella propria casa invece che nella struttura ospedaliera; ciò comporta, innanzitutto, un miglioramento delle condizioni psicologiche dell'ammalato che può, in tal modo, godere della vicinanza e del supporto dei familiari, consapevole del controllo medico che continua a essere esercitato su di lui.

Tipologie di dati e modalità di comunicazione

Le diverse tipologie di applicazione della telemedicina possono essere distinte in base alla modalità di interazione tra i soggetti coinvolti nello scambio dei dati e alle caratteristiche dei dati stessi. Questi ultimi possono essere statici, nel senso che non subiscono variazioni nel tempo (immagini, testo, ecc.) o dinamici, che invece variano col passare del tempo (audio e video).

Invece per quanto concerne la modalità di interazione, la comunicazione può avvenire in tempo reale o basarsi sul cosiddetto *store and forward* (preregistrato). Nel primo caso c'è continuità tra l'acquisizione delle informazioni e l'invio delle stesse all'interlocutore, mentre nel secondo c'è una netta separazione tra la fase di acquisizione e memorizzazione dei dati e quella di invio; la differenza, in pratica, è la stessa che esiste tra una telefonata e l'invio di un fax. Le linee di comunicazione utilizzate in origine erano caratterizzate in base alla continuità – linee cosiddette *dedicate* – o dalla loro attivazione a richiesta – linee *commutate* – , oltre che dalla banda o velocità di trasmissione (misurata

in bit/secondo nel caso di trasmissioni digitali); occorre precisare, tuttavia, che oggi non si parla più di acquisizione da fonti analogiche, in quanto qualsiasi operazione viene effettuata direttamente in digitale. I canali utilizzati per la trasmissione comprendevano:
- linee telefoniche tradizionali, e quindi analogiche, che consentono di trasmettere i dati a una velocità di 56 Kbit/sec, attraverso una modalità commutata che utilizza appositi modem, grazie ai quali è possibile effettuare la conversione da analogico in digitale e viceversa;
- linee telefoniche digitali ISDN, sempre in modalità commutata, con una velocità di 128 Kbit/sec;
- linee dedicate, diverse per tipo e velocità, a partire da 64 Kbit/sec;
- satellite.

In relazione ai dati trasmessi, non bisogna mai trascurare il fatto che la telemedicina resta pur sempre un'applicazione medica, ragion per cui sono richieste la massima cura e attenzione nella manipolazione delle informazioni, nonché nel salvaguardare la riservatezza e la sicurezza delle trasmissioni (di quest'ultimo aspetto si parlerà più avanti).

I dati che possono essere trasmessi sono gli stessi di una qualsiasi comunicazione multimediale e possono comprendere:
- testo: di solito presente in ogni tipo di trasmissione sotto forma di storia clinica del paziente, notizie anagrafiche, ecc.;
- immagini: direttamente digitali o digitalizzate a partire da fonti analogiche, rappresentano la maggior parte dei dati scambiati in medicina, poiché riguardano numerose discipline;
- audio: ad esempio suoni provenienti da auscultazioni;
- altri dati monodimensionali: ECG (Elettrocardiogramma) e altri segnali provenienti dal monitoraggio di attività fisiologiche (Elettroencefalogramma, Flussimetria Doppler, ecc.);
- dati bidimensionali: TC (Tomografia Computerizzata), RMN (Risonanza Magnetica Nucleare), Rx (Radiografie), Scintigrafie, ecc.;
- video: immagini di endoscopie, ecografie, oppure videoconferenza nel consulto sul paziente.

In alcuni casi risulta necessario comprimere le immagini per consentirne un corretto ed efficace utilizzo; ciò, in particolare, quando il formato assume dimensioni tali da ostacolare la trasmissione in un tempo utile all'intervento dello specialista. I metodi di compressione utilizzati sono in genere di due specie:
- la compressione reversibile (*lossless*), basata su metodi matematici e statistici, che riduce la ridondanza delle informazioni in modo che, a partire dal dato compresso, sia possibile ricostruire integralmente l'originale; esempi sono il formato ZIP o la compressione dell'immagine nel formato GIF;
- la compressione irreversibile (*lossy*), che elimina l'informazione ritenuta ridondante in quanto meno precisamente acquisita o percepita, per cui il dato originario non sarà ricostruito esattamente anche se le differenze saranno difficilmente percepibili; esempio è il formato JPEG.

I pro e i contro della telemedicina

La diffusione della telemedicina è, ormai, un dato di fatto: l'utilizzo sempre più frequente delle nuove tecnologie porterà, pertanto, innegabili benefici alla gestione del sistema sanitario. In particolare, vantaggi notevoli ci saranno per gli anziani, cui queste tecnologie potranno semplificare la vita evitando loro spostamenti inutili per semplici accertamenti, consentendogli di contattare il medico o un'unità specialistica in qualsiasi momento, con la certezza di essere seguiti 24 ore su 24.

Una delle difficoltà a cui si va incontro con la telemedicina, tuttavia, è la mancanza di conoscenza delle moderne tecnologie da parte del bacino di utenza: l'utilizzo di telefonini *touch screen* e l'abitudine a utilizzare la posta elettronica non sono, a tutt'oggi, particolarmente diffusi, specialmente nelle fasce d'età a cui la telemedicina potrebbe essere proposta. É ipotizzabile quindi che possa esserci una certa resistenza a utilizzare queste moderne tecnologie, la cui scarsa accessibilità potrebbe ingenerare senso di frustrazione o vero e proprio rifiuto nei confronti del mezzo elettronico.

Ci troviamo quindi a dover analizzare i pro e i contro di questa nuova metodologia. Se da una parte la tecnologia semplifica le procedure mediche, dall'altra può ingenerare nel paziente una sensazione di solitudine, in quanto viene a mancare il rapporto umano con il medico di fiducia. Nella sempre più frequente condizione di isolamento in cui oggi vivono le persone anziane, la visita del medico costituisce un'occasione di novità che finisce per coprire un arco di tempo molto più lungo della visita vera e propria. Gli anziani usano prepararsi per tempo a qualsiasi tipo di evento e questo li tiene occupati e attivi a lungo, costituendo un diversivo, allontanando la noia di giornate sempre uguali.

Un altro campo in cui si evidenziano le luci e le ombre della telemedicina è quello delle patologie importanti in età pediatrica in cui, per esempio, la trasmissione dei risultati delle analisi cliniche tramite posta elettronica costituisce un indubbio vantaggio, soprattutto per quei piccoli pazienti che vivono lontano dai centri di eccellenza a cui sono necessariamente aggregati. Non dobbiamo dimenticare, però, che questi piccoli soffrono di solitudine, in quanto le loro condizioni cliniche tendono a isolarli, non fosse altro per il deficit del loro sistema immunitario conseguente alle terapie praticate. Mancano loro il movimento all'aria aperta e il contatto con gli altri bambini, in quanto anche l'attività scolastica viene loro facilitata inviando i compiti da fare direttamente a domicilio. Viene a mancare anche l'attività fisica, essendo pericoloso per loro frequentare altri bambini in ambienti chiusi.

All'interno dell'ospedale invece, sembra strano a dirsi, l'attività sociale svolta da medici, psicologi e associazioni varie costituisce un elemento molto vantaggioso. Una volta arrivati in ospedale per effettuare gli accertamenti di routine, infatti, i bambini hanno l'opportunità di incontrare altri bambini con le loro stesse problematiche, di avere insegnanti a loro disposizione, e animatori che rendono le loro attese più piacevoli.

Non solo, le famiglie costituiscono dei veri e propri gruppi di auto-aiuto, si sostengono a vicenda creando una rete di rapporti molto fitta. D'altro canto, però, è anche vero che con internet queste stesse famiglie hanno modo di confrontarsi con medici e strutture di tutto il mondo, con famiglie con le stesse problematiche, creando una fitta rete di scambio di informazioni, che spesso risultano utili nel diagnosticare lo stato del paziente.

Il bambino dalla sua stanza di degenza è in grado di seguire il programma scolastico, i genitori aprono dei forum per saperne di più, si apre per loro un mondo nuovo, con persone che, come loro, soffrono e hanno bisogno di aiuto.

Occorre, pertanto, sforzarsi di rendere tutto il più possibile intuitivo e semplice per riuscire a trasmettere ai pazienti la sicurezza di poter, in ogni momento e in ogni dove, ricevere e trasmettere informazioni attraverso i tantissimi sistemi che la tecnologia ci mette e ci metterà a disposizione.

Letture consigliate

AA. VV. (1993) La telemedicina in Italia. Scenari e ipotesi di sviluppo. Masson, Milano
Dreyer KJ, Hirschorn DS, Thrall JH, Mehta A (2001) PACS - A Guide to the Digital Revolution. Springer, New York
Moruzzi M, Cipolla C (2004) Telemedicina. Franco Angeli, Milano
WHO (1998) "A health telematics policy" in support for WHO's Health-for-All Strategy for Global Health Development, Report of WHO Group Consultation on Health Telematics

Capitolo 2

Applicazioni della telemedicina

Elisa Manzi, Silvia Selvaggi, Vincenzo Sica

Applicazioni cliniche

Tra le applicazioni cliniche della telemedicina segnaliamo la *teleradiologia*, la *telepatologia*, il *teleconsulto*, la *telecardiologia*, il *telemonitoraggio*, la *teleassistenza* e il *ricovero virtuale*.

La *teleradiologia* consente la trasmissione e l'analisi a distanza di immagini diagnostiche (Rx, TC, Risonanza Magnetica) acquisite attraverso telecamere o scanner e trasmesse in forma digitale. Lo scopo della trasmissione può essere, come già accennato, quello di favorire il confronto tra i medici per l'elaborazione di una diagnosi, o anche realizzare validi supporti per la formazione del personale specializzato. Le immagini devono essere acquisite direttamente in forma digitale e archiviate in formato DICOM[1], in maniera tale da consentire un efficace interscambio tra le apparecchiature del sistema centrale e quelle collocate in remoto; la risoluzione delle immagini deve essere, inoltre, necessariamente adeguata al loro utilizzo clinico. In base alla definizione le immagini digitali che sono gestite in un sistema di teleradiologia si possono classificare in due categorie:
- immagini *small matrix*: sono caratterizzate da una risoluzione fino a 512×512 pixel e da una profondità di 8 bit, sono generate direttamente da alcune modalità diagnostiche (TC, RM, ecografia, angiografia digitale) e conservano il range dinamico dell'immagine originale per poter essere elaborate secondo le necessità;
- immagini *large matrix*: caratterizzate da una definizione di almeno 2048×2048 pixel e da una profondità di almeno 10 bit; sono generate direttamente da modalità diagnostiche (*Computed* o *Digital Radiography*).

---

[1] Lo standard DICOM (*Digital Imaging and Communications in Medicine*) stabilisce i criteri per comunicare, visualizzare e stampare informazioni di carattere biomedico, in particolare le immagini radiologiche (vedi Capitolo 3).

Al bisogno, deve sempre essere possibile l'invio dell'immagine digitale originale. Il file immagine deve includere, al momento dell'acquisizione, i dati identificativi del paziente (cognome, nome, sesso, data di nascita, ID paziente) e delle modalità di generazione dell'immagine (data e ora d'acquisizione, tipo d'esame, compressione). Tali dati sono di regola inclusi nell'intestazione (*header*) DICOM.

Un altro criterio per stabilire la validità e l'efficienza di un sistema di teleradiologia è quello dei tempi di trasmissione: la rapidità nella trasmissione delle immagini risulta fondamentale, infatti, per l'elaborazione tempestiva delle diagnosi e la conseguente predisposizione di una terapia adeguata. La rete di trasmissione deve essere dotata di *autotest* e *automonitoraggio* che garantiscono l'arrivo al ricevente di file integri sia per quanto riguarda l'immagine sia per quanto riguarda i dati associati. Sulla *workstation* di lavoro del sito trasmittente deve essere presente l'informazione dell'esito positivo dell'invio dell'immagine o sui problemi di trasmissione eventualmente verificatisi.

Per quanto concerne la visualizzazione delle immagini, occorre predisporre una *workstation* di refertazione, con dispositivi di visualizzazione dedicati che utilizzino monitor ad alta definizione. Il software di gestione delle *workstation* deve essere dotato delle più comuni funzioni d'elaborazione delle immagini: *window*, ingrandimento, zoom, *image reverse*, *region of interest*, *rotate/flip*, *pan*, misurazioni (lineari, aree, angoli, intensità di segnale, densità). Il sistema deve essere improntato alla massima semplicità e flessibilità d'uso e deve essere altamente personalizzabile e adattabile alle esigenze degli utenti. Per ogni studio trasmesso deve essere possibile conoscere: dati identificativi del paziente, numero d'immagini trasmesse, data e ora d'esecuzione, ID dello studio, descrizione degli esami e origine delle immagini.

Deve inoltre essere presente un *receive log file* che contenga informazioni sul processo di trasmissione, come l'ora d'arrivo o il tempo di trasmissione; i monitor usati per la refertazione, inoltre, debbono essere sottoposti a periodici controlli di qualità. Occorre aggiungere che per attività come teledidattica, videoconferenza, *workstation* di consultazione, teleconsulto o telediagnosi di immagini *small matrix* è possibile utilizzare dispositivi di visualizzazione basati su piattaforme di Personal Computer, con *Gray Scale monitor* di almeno 19" con risoluzione di 1280×1024 pixel.

In relazione all'archiviazione delle immagini, nel sito trasmittente le modalità devono attenersi alla legislazione vigente in tema d'archiviazione, che sarà fatta su supporto analogico (ad esempio pellicola) o su supporto digitale ottico non riscrivibile (ad esempio CD-R); le immagini di esami precedenti dovrebbero essere disponibili e trasmissibili sulle *workstation* di lavoro. Nel sito ricevente, in mancanza attuale di obblighi di legge, appare in ogni modo opportuno che siano archiviate sia le immagini ricevute sia i relativi referti.

Tutte le operazioni che abbiamo descritto necessitano di personale qualificato per una realizzazione ottimale. Il medico radiologo responsabile dell'U.O. di Radiologia deve mantenere il ruolo centrale acquisendo le conoscenze tecniche necessarie e, soprattutto, gestendo e coordinando sin dall'impostazione del progetto tutto il processo della teleradiologia, con l'obiettivo primario di assicurare all'utenza, in primo luogo, e a tutti i professionisti coinvolti, le maggiori garanzie possibili. La compilazione del referto, che ha valore medico-legale, resta indispensabile, rappresentando il momento conclusivo dell'atto clinico radiologico con il quale lo specialista radiologo risponde, nel limite del possibile, al quesito diagnostico posto dal medico prescrivente, esprimendo così la sua valutazione di medico. Nel campo specifico in oggetto, è opportuno che il medico specialista precisi che il referto stesso, con il quesito clinico riportato a monte (è buona regola "conservare" le richieste di prestazioni radiologiche!!), è stato eseguito su immagini ricevute per via telematica, segnalando inoltre l'/gli esecutore/i dell'indagine, il medico prescrivente, le modalità di trasmissione.

La *telepatologia* permette di osservare e analizzare a distanza campioni di tessuti in casi di particolare emergenza, consentendo ai patologi di esaminarli senza che siano materialmente presenti in ospedale con una tempestività sicuramente fondamentale ai fini della cura del paziente. Il prelievo del reperto istologico viene effettuato in loco in un ospedale periferico e successivamente gestito in remoto da specialisti di un ospedale centrale, grazie a un appropriato microscopio: caso tipico di applicazione è quello del prelievo di tessuto per l'esame istologico durante un intervento chirurgico, per il quale è necessaria la massima rapidità di analisi. Grazie a un collegamento via cavo il laboratorio e la sala operatoria hanno la possibilità di stabilire un contatto diretto; il vetrino da esaminare viene posto su un microscopio motorizzato che è direttamente collegato al computer del patologo che effettuerà l'esame. Questi potrà gestire in remoto il microscopio in perfetta autonomia, scegliendo le modalità di analisi dell'immagine, utilizzando tutti gli strumenti in suo possesso per sezionarla o ingrandirla. In tal modo sarà possibile fornire una risposta in tempi relativamente brevi al chirurgo che è in attesa di decidere la procedura più appropriata per l'intervento che deve eseguire.

Il *teleconsulto* è un sistema che utilizza il collegamento a distanza per chiedere il parere di uno specialista di un determinato settore, attraverso lo scambio di dati e immagini, qualora ci si trovi davanti a un caso particolarmente difficile da inquadrare dal punto di vista diagnostico e terapeutico. I medici che entrano in comunicazione hanno la possibilità di scambiarsi dati clinici, immagini radiografiche, notizie sui pazienti, risultati di esami di laboratorio e tutto ciò che consenta loro di avere un quadro clinico il più possibile esauriente per la formulazione di una diagnosi e di una conseguente terapia.

Il teleconsulto può svolgersi strettamente tra medici, specialisti e non, ma può anche prevedere il coinvolgimento diretto del paziente. Nel primo caso, i professionisti coinvolti condividono tutto il materiale riguardante il paziente contemporaneamente e in tempo reale; nel secondo, invece, c'è l'esigenza, da parte dei medici, di valutare direttamente il paziente che viene coinvolto per una valutazione diretta e in tempo reale di alcuni particolari atteggiamenti o aspetti clinici che richiedono necessariamente la sua presenza. In definitiva, il teleconsulto offre la possibilità di un approccio multidisciplinare che, sfruttando le diverse competenze e professionalità, possa portare alla soluzione ottimale di un determinato caso clinico.

La *telecardiologia* è basata su un sistema digitale costituito da un apparato di trasmissione e uno di gestione ed elaborazione dei tracciati. Il primo consiste in un elettrocardiografo numerico con software interpretativo, capace di memorizzare tracciati ECG; possiede un modem integrato ed è collegabile anche ad apparati telefonici radiomobili. Il secondo è il pacchetto software sviluppato che consente di ricevere e trasmettere i tracciati; consente, inoltre, di gestire tracciati e informazioni annesse (schede dei pazienti, misure tecniche, ecc.) come file e, pertanto, accessibili per archivi tipo database.

Il principale campo di utilizzo della telecardiologia è quello delle emergenze cardiologiche, nelle quali la tempestività risulta cruciale per l'intervento dello specialista e l'elaborazione di una terapia adeguata; basti pensare che non tutti i centri di assistenza possono avvalersi di un'assistenza cardiologica in loco 24 ore su 24, oltre al fatto che ci sono situazioni particolari (presidi di guardie mediche, comunità isolate, case di cura private) che possono contare sulla presenza sporadica di specialisti, spesso difficili da rintracciare, con conseguenti notevoli ritardi nell'intervento terapeutico.

Il servizio di telecardiologia è imperniato su un Centro Specialistico Cardiologico, nel quale è collocata una postazione ricevente e in cui è presente un cardiologo 24 ore su 24 per rispondere a tutte le richieste di consulenza; le unità periferiche, dotate di apparato trasmittente, rappresentano le diramazioni del servizio, diffuse capillarmente sul territorio, e garantiscono agli utenti l'assistenza diretta.

Oltre alla gestione delle emergenze cardiologiche, è possibile effettuare un controllo costante delle categorie a rischio, nonché un'efficace opera di prevenzione di tutte le patologie legate al cuore a beneficio, soprattutto, di coloro che non presentano sintomatologie evidenti o che non sanno di essere cardiopatici.

Il *telemonitoraggio* è una modalità grazie alla quale si cerca di garantire l'assistenza sanitaria in strutture decentrate rispetto a quelle ospedaliere, conservando uno standard di qualità adeguato, se non più elevato, del servizio offerto. Questo tipo di assistenza si fonda essenzialmente sull'efficienza della comunicazione a distanza tra assistiti e centri di servizio: solo in questo caso è possibile garantire un intervento a distanza che sia il più possibile efficace nella risoluzione dei casi che di volta in volta si presentano.

Il processo di monitoraggio consiste di tre momenti fondamentali:
- raccolta e invio di segnali clinicamente significativi da parte degli assistiti verso i centri di assistenza;
- acquisizione, analisi e valutazione di questi dati da parte dei centri di assistenza;
- attuazione degli interventi con modalità differenti a seconda dei casi.

Citiamo alcuni degli esempi possibili di telemonitoraggio:
- telemonitoraggio cardiaco: l'attività cardiaca viene registrata continuativamente grazie a un'apparecchiatura portatile; successivamente i dati vengono inviati, attraverso la rete, a un centro nel quale vengono analizzati ed elaborati. Da quest'analisi si evincono le informazioni sull'attività cardiaca del paziente, fondamentali per l'elaborazione tempestiva di diagnosi e terapia.
- telemonitoraggio della dialisi: i dati clinici, insieme a quelli statistici (ottenuti con sistemi di gestione automatizzata dell'intero centro dialisi come cartelle cliniche, schede di programmazione, elaborazioni statistiche) vengono indirizzati a un centro specializzato di gestione che provvede alla loro elaborazione, nonché al controllo generale delle operazioni; laddove ci fossero problemi durante una seduta di dialisi domiciliare, anche in relazione al malfunzionamento delle apparecchiature, è possibile intervenire in modo tempestivo.
- telemonitoraggio dei diabetici: il trattamento farmacologico del diabete si basa essenzialmente sulla somministrazione di antidiabetici orali e/o di insulina; l'efficacia della terapia è valutata attraverso il monitoraggio della glicemia, che è un ulteriore parametro per la personalizzazione della terapia stessa. Esistono sistemi automatici che consentono l'infusione dell'insulina in modo continuativo, a partire proprio dal tasso glicemico, regolandone la velocità di erogazione; questi apparecchi possono archiviare in una memoria interna il valore del glucosio con la relativa indicazione di tempo. Questi valori possono, quindi, essere inviati a un centro specializzato remoto, utilizzando un computer e il sistema di telecomunicazione, insieme a eventuali commenti inseriti direttamente dal paziente; il personale medico può, in tal modo, seguire a distanza il monitoraggio dell'andamento giornaliero.
- telemonitoraggio perinatale: consente il controllo del battito cardiaco fetale e delle contrazioni uterine; è possibile verificare periodicamente i dati raccolti attraverso chiamate programmate, consentendo l'immediato intervento in caso di sofferenza fetale o parto incipiente.

La *teleassistenza* è da considerare uno strumento di integrazione del servizio domiciliare, se coordinato con gli altri servizi socio-sanitari del territorio. Il servizio domiciliare, infatti, privilegiando gli interventi materiali verso gli assistiti, risulta inadeguato per la carenza cronica degli organici rispetto alla mole di utenza bisognosa di assistenza, che si esplica, alla fine, a beneficio solo di una minima parte dei soggetti interessati. La teleassistenza, pertanto, racchiude un insieme di servizi rivolti a un ampio bacino di utenza, con lo scopo di definire in maniera ottimale quello che abbiamo già definito come *homecare*. Premessa indispensabile per la realizzazione di questo servizio è la creazione di un Centro di teleassistenza in grado di attuare ogni possibile iniziativa affinché il soggetto possa curarsi restando nel proprio ambiente, consapevole di ricevere un'assistenza adeguata.

Il *ricovero virtuale* si pone su questa stessa scia. L'ospedale dispone di risorse umane e strumentali integrate, utilizzabili anche in tempi di accesso ridotti e in rapida sequenza, garanzia di una qualità delle prestazioni non sempre ottenibile altrimenti. Il ricovero ospedaliero presenta però, secondo gli attuali orientamenti, alcuni difetti di fondo: il costo della degenza, il costo da mancata attività lavorativa e i problemi psicologico-affettivi legati all'ospedalizzazione.

Il telemonitoraggio domiciliare riduce la degenza e migliora la qualità della vita, integrandosi con l'assistenza domiciliare post-ospedaliera. Pertanto, le tecnologie offrono un'ulteriore opportunità che permette anche di migliorare la qualità dell'assistenza: il ricovero virtuale è l'ospedale virtuale a domicilio. Parte dei ricoveri ospedalieri può essere realizzata "virtualmente", assistendo telematicamente il paziente presso il proprio domicilio o presso il posto di lavoro. L'innovazione tecnologica, infatti, offre l'opportunità di migliorare la qualità dell'assistenza, offrendo al paziente l'ospedale virtuale presso il proprio domicilio. Questa soluzione permette un miglioramento della qualità assistenziale perché ne viene assicurata la continuità caratteristica dell'ospedale anche quando il paziente sia impossibilitato a raggiungerlo (impossibilità fisica, lavorativa, di accompagnamento familiare), diminuisce ulteriormente il costo sociale, sia per il paziente se lavoratore che per i familiari che spesso lo accompagnano, e riduce i disagi dovuti agli spostamenti delle persone malate e disabili.

Le aree di principale interesse per una prima applicazione del ricovero virtuale sono l'oncologia, la chirurgia e le malattie croniche (ad esempio patologie cardiache, diabete, ecc.). I soggetti coinvolti nell'erogazione della cura eseguita durante il ricovero virtuale sono, innanzitutto, il paziente (oggetto della cura); il responsabile della cura (un medico, una equipe di medici) che segue l'intero processo di cura del paziente; colui che fornisce materialmente la cura (il responsabile della cura, un medico specialista, un infermiere, talvolta il paziente stesso, un familiare del paziente) che esegue le attività diagnostiche, terapeutiche e riabilitative; il medico specialista (un medico, una equipe di medici) che mette a disposizione le proprie competenze nella valutazione dei risultati degli esami diagnostici, nella definizione del protocollo diagnostico e terapeutico.

Aggiornamento continuo e formazione a distanza

Come accennato in precedenza, la telemedicina ha una notevole importanza nell'ambito formativo. Le nuove tecnologie e le reti aprono nuove dimensioni nel campo della medicina e del sistema sanitario in generale, offrendo un'ampia gamma di strumenti, risorse e servizi. Le reti, in particolare, permettono di realizzare progetti distribuiti, dove differenti parti di un sistema sono sviluppate da gruppi o persone geograficamente distanti tra loro ma simultaneamente presenti e i dati possono essere facilmente trasmessi da un capo all'altro del mondo.

Per dato si intende anche quello riferito alla salute del singolo, dunque propriamente clinico e personale, che è inserito nella cartella clinica. La cartella clinica non è solo uno strumento per migliorare l'efficienza del sistema in rapporto alla salute del singolo e della collettività. Piuttosto può essere ormai considerata a pieno titolo una fonte per la documentazione e lo studio di casi clinici. Tale informazione, salvaguardando il diritto alla privacy, è ormai considerata una fonte primaria di studio, ai fini dell'aggiornamento professionale, e di consultazione, ai fini statistici e politico-sanitari. Dunque anche in questo caso si è ricorso all'aiuto delle tecnologie informatiche per migliorare il servizio di acquisizione, archiviazione, gestione e utilizzo, in modo tale che ogni caso clinico possa essere facilmente inserito in un database ed essere consultato senza ledere il diritto alla privacy.

Parallelamente si può individuare anche un altro tipo di utilizzo di tali dati, se considerati come fonte e documentazione per la formazione. Risulta più semplice, infatti, apprendere attraverso la discussione critica di casi e il confronto tra pari. Di qui la messa a punto di una metodologia che consente un proficuo uso didattico di dati clinici per studenti universitari.

Un esempio è il *Problem Based Learning* (PBL), un esercizio di uso comune nell'educazione in ambito scientifico. Secondo il paradigma "*learning by doing*", l'apprendimento ha luogo attraverso l'esecuzione di un progetto e l'individuazione di un problema, generalmente da parte di un gruppo di studenti. Il PBL emula l'ambiente di lavoro professionale, sia dal punto di vista delle metodologie progettuali che dell'organizzazione in gruppi di lavoro, procedendo passo dopo passo. Dato un problema, che potrebbe essere reale, preso dal database di casi clinici, lo si analizza in tutti i suoi aspetti: spiegazione del caso, possibili soluzioni in base alle teorie esistenti e già acquisite da parte dei discenti o suggerimenti diversi in base a teorie innovative, discussione critica attraverso *brainstorming*, enunciazione di compatibilità o incompatibilità, esposizione delle conseguenze ed estensione ad altri casi possibili, conclusioni, con la presentazione della propria soluzione, adducendo gli elementi favorevoli e contrari.

Dunque un modello didattico collaborativo che permette un apprendimento basato sulla dimensione del gruppo, l'interazione e la cooperazione attraverso lo studio di casi reali e un ambiente di lavoro simile a quello professionale. Anche in questo caso gli strumenti informatici possono essere un valido supporto. Naturalmente per rendere efficiente tale metodologia in modalità on-line è indispensabile un sistema di supporto per organizzare e gestire il lavoro dei gruppi e per le attività collaborative, l'elaborazione e la consegna dei documenti di progetto, la revisione dei lavori e la comunicazione tra i gruppi.

Come in tutte le attività di *e-learning*, anche in questo caso si può prevedere una soluzione mista, in cui gli strumenti informatici rappresentano un supporto alla didattica tradizionale, per esempio, nella gestione dell'attività di laboratorio o nello sviluppo dei progetti, oppure una soluzione totalmente on-line, in modalità sincrona o asincrona, per favorire l'interazione tra studenti e docenti, anche se distanti fisicamente. Con questa metodologia, dunque, non si vuole semplicemente trasmettere il sapere, ma piuttosto si mira a rendere gli studenti interattivi non solo con il docente, ma anche tra loro, e si tende a stimolarli a compiere un proprio percorso formativo, a pensare in modo autonomo, a prendere iniziative originali per la risoluzione di un problema di interesse comune. Tale metodologia permette, infatti, di responsabilizzare il proprio apprendimento, consente di applicare immediatamente quanto appreso, prevede cicli di azioni e riflessioni, fondamentali nel lavoro di un medico, ed è basata sulla fiducia e sul rispetto reciproci, sia tra discenti sia tra docente e discenti, presupposto del lavoro di gruppo.

Un'ulteriore utilizzo degli strumenti informatici per la formazione a distanza è la creazione e gestione di sistemi di trasmissione *live* (in tempo reale) degli interventi chirurgici effettuati in sala operatoria verso aule didattiche. Il gruppo di lavoro organizza sessioni di formazione in tempo reale direttamente da sale operatorie collegate, permettendo agli studenti di assistere in diretta e a distanza, con un collegamento audiovisivo bidirezionale, a interventi effettuati da medici.

È possibile prevedere la registrazione delle operazioni effettuate e commentate in diretta dai docenti e, attraverso un lavoro di post-produzione, consentire agli studenti di creare materiale didattico multimediale da inserire nell'archivio del sistema stesso. Tale metodologia si pone come obiettivo principale l'innalzamento della qualità didattica attraverso l'adozione di modelli di formazione innovativi e basati sulle tecnologie. In tale contesto è evidente come il ricorso a tali metodologie consenta al docente, già nei primi anni del percorso di formazione dei suoi studenti, di avvicinarli attraverso l'esperienza diretta – anche se mediata dallo strumento – con la fase più pratica e concreta della loro futura attività professionale, costituita dal momento pratico. Non soltanto la pratica chirurgica in sé, ma anche le modalità di comportamento, il rapporto con i colleghi e lo staff sono oggetto di didattica e costituiscono elementi la cui conoscenza è fondamentale nella formazione medica.

La possibilità, inoltre, di disporre di una piattaforma strutturata che si configuri come una *knowledge base* medica e un sistema di comunicazione diretto tra il docente e i suoi studenti costituisce un importante *asset* in un modello di didattica innovativa che tende a valorizzare il processo di trasferimento della conoscenza attraverso il confronto diretto e l'analisi. L'organizzazione del materiale in una piattaforma, inoltre, garantisce il fatto che tali comunicazioni vengano organizzate e gestite dal sistema in maniera tale da costituire una vera e propria banca dati della conoscenza e delle esperienze, dinamica e continuamente aggiornata grazie all'apporto dei singoli studenti e della docenza.

Letture consigliate

Calvani A, Rotta M (2000) Fare formazione in Internet. Manuale di didattica online. Centro Studi Erickson, Trento

Civitillo G, Di Martino B, Moscato F et al (2008) e-Learning. Modelli e tecnologie. McGraw-Hill

Letture consigliate

Eissler KR (1953) Effetto della struttura dell'Io sulla tecnica psicoanalitica. J Am Psychoanal Ass 1:104–143

Migone P (1999) La Psicoterapia in rete: un setting terapeutico come un altro? Riflessioni da un punto di vista psicoanalitico. http://www.psychiatryonline.it/ital/psichiatriaonline/migone.htm

Selvaggi S, Sicignano G, Vollono E (2007) e-Learning. Nuovi strumenti per insegnare, apprendere, comunicare. Springer-Verlag

Trentin G (2001) Dalla formazione a distanza all'apprendimento in rete. Franco Angeli, Milano

Capitolo 3

Applicazione degli standard - interoperabilità

Francesco Amato

Introduzione agli standard

In questo capitolo si introducono alcuni concetti fondamentali riguardo agli standard utilizzati in informatica sanitaria; vengono suddivisi in tre categorie (norme volontarie, standard *de facto*, regole imposte dalle autorità) e tre campi di applicazione (informatica e telematica in generale, informatica sanitaria, dati clinici).

Ogni applicazione informatica deve obbedire alle regole imposte dalle autorità, deve scegliere gli standard *de facto* in informatica e telematica più promettenti per il prossimo futuro, può uniformarsi alle norme volontarie in informatica sanitaria. Ogni utente ha l'opportunità di promuovere egli stesso la preparazione di norme volontarie nel proprio settore di interesse, partecipando alle attività nazionali di normazione in ambito UNI (Ente Nazionale Italiano di Unificazione). Tutto questo ha il fine di raggiungere un solo obiettivo: l'interoperabilità delle applicazioni sanitarie. Segue una descrizione discorsiva degli standard più utilizzati e delle tendenze future.

Il contenuto degli standard

Gli standard sono un principio essenziale sia per assicurare l'interoperabilità tra sistemi informatici diversi, sia per preservare i dati memorizzati con un sistema al momento dell'acquisizione di un nuovo sistema.

Nel campo dell'informatica vediamo il diffondersi di standard per usi estremamente generali, come ad esempio il formato HTML per le pagine web, che permettono di visualizzare informazioni da fonti eterogenee nella rete internet con un qualsiasi browser. Altri standard di notevole successo riguardano la posta elettronica, che permette di spedire e ricevere messaggi e file indipendentemente dal calcolatore utilizzato e dal suo sistema operativo.

A livello internazionale vengono impiegate molte risorse nelle attività di normazione specifiche per l'informatica sanitaria, che coinvolgono sia le autorità e le grandi organizzazioni pubbliche e private, sia le industrie produttrici e gli utenti finali. Infatti le modalità di erogazione dell'assistenza sanitaria si orientano verso la frammentazione in interventi molto specialistici: un episodio di cura viene frammentato in molti incontri con diversi operatori sanitari; da qui nasce la necessità di ricostruire l'unitarietà spazio-temporale degli interventi socio-sanitari.

Inoltre, sul versante più strettamente tecnologico, nel settore sanitario è frequente l'utilizzo di apparecchiature sofisticate (specialmente per il monitoraggio dei pazienti e per la generazione di immagini di supporto all'attività diagnostica), con ritmi pressanti di innovazione e aggiornamento. Interfacce uniformi – basate su standard – permettono di mantenere il passo verso gli avanzamenti tecnologici, in modo graduale e non traumatico per il sistema informativo nel suo insieme. In altri termini, i progressi dell'informatica e delle reti di comunicazione permettono oggi di far comunicare tra loro i calcolatori per due tipi di cooperazione:

- *gestionale*: far interagire due applicazioni diverse per lo scambio di richieste e risultati (prescrizioni di farmaci e di analisi, lettere di dimissione, prenotazione di prestazioni tramite centri unificati di prenotazione – ad esempio il CUP, Centro Unico di Prenotazione);
- *clinica*: accedere tempestivamente nel momento del bisogno alle informazioni cliniche memorizzate in applicazioni, anche remote, gestite da altri operatori sanitari o da apparecchiature sofisticate.

Assisteremo quindi al diffondersi di sistemi informatici composti ma cooperativi, se trasparenza e interoperatività risulteranno garantite ed economiche grazie agli standard che permetteranno di gestire in modo uniforme le informazioni sui pazienti e le prestazioni, per il benessere globale dell'individuo e della popolazione.

Vedremo in questo capitolo come la produzione di standard per l'informatica sanitaria non è altrettanto semplice rispetto agli standard informatici di interesse generale, anche se negli ultimi anni sono stati fatti notevoli progressi. Allo stesso tempo, gli standard prodotti in questo campo non sono così "neutrali" come gli standard di telecomunicazione appena citati: essi riguardano l'informazione clinica e i modi di rappresentarla in un calcolatore, e possono quindi influenzare in modo determinante il funzionamento delle cartelle cliniche elettroniche e dei sistemi informativi sanitari (e quindi il comportamento degli utenti finali, medici e infermieri).

Paradossalmente, l'efficacia di uno standard si riscontra nella sua "trasparenza": più sono adeguati al loro scopo, meno ci accorgiamo della loro esistenza. Ad esempio, l'utente di un televisore o di un telefono non si rende conto della quantità di standard che sono necessari per assicurare il funzionamento di tali apparecchi.

In questo settore occorre invece che gli operatori sanitari, e in particolare i medici, partecipino alle attività di preparazione e di valutazione degli standard per renderli sempre più adatti alle loro specifiche esigenze, senza subirne limitazioni nella routine professionale.

Secondo la *American Society for Testing and Materials* (ASTM), gli standard possono essere di sei tipi diversi:
- specifiche tecniche – la definizione di un insieme di requisiti che devono essere soddisfatti da un sistema, con le procedure per determinare se il sistema soddisfa tali requisiti;
- standard operativo – una procedura che descrive come eseguire una o più operazioni o funzioni specifiche;
- terminologia – un documento che comprende termini, definizioni, descrizioni, spiegazioni, abbreviazioni e acronimi;
- classificazione – un arrangiamento sistematico o suddivisione di prodotti, sistemi o servizi in gruppi in base a caratteristiche similari;
- istruzioni – una serie di opzioni o istruzioni (che non raccomandano un particolare comportamento);
- metodi di test – procedure per identificare, misurare e valutare un materiale, un prodotto, un sistema.

Finora, per assicurare il buon funzionamento di applicazioni in informatica sanitaria è stata data particolare enfasi alla comunicazione tra sistemi eterogenei (interoperabilità), e quindi alle specifiche tecniche relative ai formati standard dei messaggi che i sistemi si scambiano. Tali messaggi sono concepiti per essere prodotti agevolmente dal sistema che spedisce ed essere facilmente interpretabili dalle applicazioni riceventi. Inoltre devono poter trasferire in modo preciso le informazioni necessarie per un colloquio efficace tra il sistema che spedisce e il sistema che riceve; ad esempio, per ordini relativi ad analisi di laboratorio il sistema ricevente deve essere in grado di capire senza ambiguità quali sono le analisi da eseguire, il tipo di prelievo effettuato, le modalità utilizzate per conservare il campione, ecc. Attualmente è in progressione l'interoperabilità, basata sull'armonizzazione dei campi che compongono i diversi messaggi (attraverso un unico modello di dati di riferimento) e sulla preparazione di tabelle esplicite e dettagliate con i valori accettabili per ogni campo (domini di valori), costruite *ex-novo* o estratte da sistemi di codifica esistenti.

La parola inglese standard, resa in italiano con il termine "norma", è abitualmente usata con diversi significati. Essa viene infatti utilizzata di solito per tre tipi di documenti prodotti secondo regole completamente diverse, che descriviamo di seguito:

a) **Norme volontarie**
Si tratta di documenti approvati per consenso secondo un preciso processo all'interno di uno degli enti normatori ufficiali (ad esempio ISO, CEN, UNI). Secondo il "nuovo corso" instaurato dall'Unione Europea (UE), i governi nazionali e l'UE sono tenuti ad approvare leggi e direttive generiche, lasciando agli enti normatori il compito di produrre, approvare, adottare, mantenere e distribuire le regole dettagliate di applicazione. Rappresentanti delle industrie interessate a un dato settore, degli utenti, del mondo accademico, della ricerca e delle autorità si incontrano nell'ambito di una Commissione Tecnica volontaria e producono le norme secondo un

processo prestabilito. Gli enti normatori non sono più emanazioni governative, ma hanno un ruolo proprio, indipendente. Nei Paesi dell'UE le norme volontarie prodotte dal Comitato Europeo di Normazione (CEN) e dal Comitato Europeo di Normazione Elettrotecnica (CENELEC) diventano obbligatorie per tutti i contratti pubblici al di sopra di soglie prefissate;

b) **Standard *de facto***
Si tratta di regole o prodotti che si impongono sul mercato e rappresentano quindi un preciso riferimento di cui occorre tener conto. Nel settore informatico l'esempio più ovvio è dato dal sistema operativo Windows per personal computer o da Linux nel mondo dell'*open source*. L'uso degli standard *de facto* in una particolare applicazione software è dato da considerazioni di convenienza. Accanto a questi standard, a posteriori si stanno diffondendo standard prodotti da consorzi di industrie fuori del settore degli enti normatori ufficiali. L'esempio più noto è il W3C, il consorzio che produce le regole per XML e un certo numero di standard sull'uso del Web;

c) **Regole imposte dalle autorità**
Si tratta di leggi, regolamenti e circolari che impongono determinati comportamenti e/o messaggi standard e/o definizioni di *data elements* (per esempio di modulistica cartacea o elettronica per la notifica di eventi di interesse sanitario, certificati, richieste di rimborso, prescrizioni). Nel nostro caso possono essere a livello nazionale, regionale, locale (comune o azienda sanitaria). Per l'informatica e la telematica sarebbe auspicabile che tali regole fossero stabilite in modo uniforme a livello nazionale e, solo nei casi di reale necessità, lasciando agli enti normatori il loro ruolo di mediazione e ricerca di consenso.

Accanto all'asse appena descritto, occorre considerare un'altra variabile: il campo di applicazione. Infatti anche qui si possono distinguere tre settori:

a) **Informatica e telematica in generale**
Ricadono in questo settore tutti i sistemi operativi, i linguaggi di programmazione, gli standard generici di comunicazione (ad esempio quelli sugli *Open Systems* descritti dai livelli ISO-OSI), i linguaggi di interrogazione (ad esempio SQL). Fuori dagli enti normatori sono da ricordare CORBA, DCOM (*Distributed Component Object Model*) (Microsoft), W3C. Il settore sanitario può influenzare solo in modo marginale la produzione di questi standard, ma deve invece essere in grado di selezionare quelli appropriati alle applicazioni da sviluppare;

b) **Informatica sanitaria**
Si tratta di tutti gli standard che hanno per oggetto l'informatica (e la telematica) in ambito sanitario. Accanto alle regole emanate dal Sistema Sanitario Nazionale (per esempio sul sistema informativo di governo, oppure sui tracciati record per i rimborsi regionali), esistono le norme volontarie europee del CEN (relative soprattutto alla definizione di messaggi) e alcune norme UNI. Molto attive sono le *Standard Developing Organization* (SDO) negli USA, riconosciute dall'Ente normatore nordamericano (ANSI, *American*

National Standards Institute) in quanto adottano un processo di ballottaggio e approvazione secondo le direttive della stessa ANSI.

Tra queste vanno ricordate l'*Institute of Electrical and Electronic Engineers* (IEEE) (soprattutto riguardo alle apparecchiature), l'*American Society for Testing and Materials* (ASTM) e HL7 (messaggi soprattutto in ambito ospedaliero). Esistono inoltre organizzazioni fuori del circuito normativo ufficiale, come DICOM (immagini), CORBAmed (il settore sanitario di CORBA), MS-HUG (*Microsoft Health Users Group*, gruppo di lavoro in sanità per la promozione di DCOM, con la sua emanazione europea, MS-HUG-E).

Per i sistemi di codifica l'Italia ha adottato, a livello nazionale obbligatorio, standard *de facto* come la classificazione statistica delle malattie prodotta dall'Organizzazione Mondiale della Sanità (OMS), l'*International Classification of Diseases* (ICD) e il sistema *Diagnosis-related group* (DRG);

c) **Standard specifici sui dati clinici**

Si tratta degli standard specifici – all'interno dell'informatica sanitaria – per facilitare la diffusione e per aumentare l'efficacia delle applicazioni che gestiscono dati clinici, in particolare per la gestione di una cartella clinica elettronica da parte di diversi operatori sanitari. Il settore è particolarmente complesso, ma è anche l'argomento di maggior interesse per gli utenti finali (i medici) per il suo potenziale impatto sulla pratica clinica quotidiana.

Incrociando i due assi sopra descritti – i canali per sviluppare gli standard e il campo di applicazione – , si ottiene una tabella con nove caselle, che servirà come riferimento per le considerazioni successive (Tabella 3.1).

Tabella 3.1. Tabella di riferimento campi di applicazione/tipologia di standard

Canale/Campo di applicazione	Norme volontarie	Standard *de facto*	Regole imposte dalle Autorità
Informatica e telematica	ISO-OSI, TCP-IP	Microsoft Windows, Linux CORBA, MS-DCOM, W3C (XML, XSL, ecc.)	Firma elettronica AIPA
Informatica sanitaria	CEN TC251, UNI U72, ISO TC215, ANSI-HL7, ANSI-IEEE, ANSI-ASTM	NEMA-DICOM, (immagini) CORBAmed (lexicon, COAS, ecc.)	Leggi e regolamenti nazionali e regionali
Dati clinici	Norme sul formato delle cartelle cliniche elettroniche e sul loro contenuto	Generalizzazione dei dati utilizzati in singole applicazioni	Compatibilità con moduli di notifiche, prescrizioni e certificati previsti da leggi e regolamenti nazionali e regionali

Necessità e vantaggi della normazione

I moderni sistemi telematici di uso generale hanno definito un contesto di *"Open Systems"*: sistemi aperti – modulari e interconnessi – progettati in riferimento ad adeguate soluzioni tecnologiche e organizzative.

Il Ministero della Sanità ha individuato e reso noti i profili normativi che fissano le opzioni nei sistemi informatici aperti (sistemi operativi, linguaggi, ecc.) ai quali il proprio software dovrà uniformarsi per permettere a diversi sistemi hardware e software di coesistere e interagire. Unitamente alle Circolari del Dipartimento della Funzione Pubblica, questo passo è fondamentale per la Pubblica Amministrazione: si recepiscono gli standard internazionali e le direttive comunitarie e si prepara il mercato unico nell'Unione Europea. Si ottiene infatti la possibilità di trasportare lo stesso software in situazioni differenziate e di trasmettere messaggi tra calcolatori eterogenei. Tuttavia per realizzare concretamente l'obiettivo di integrazione di sistemi informativi sanitari a livello nazionale ed europeo occorre in parallelo un altro passo: definire in modo univoco i dati su cui operare e la struttura dei messaggi da scambiare. Soltanto se questi risultano omogenei all'interno del sistema sanitario sarà infatti effettivamente possibile sia la costruzione di moduli software altrettanto omogenei, sia uno scambio di dati efficace tra applicazioni diverse.

Il settore medico ha sviluppato da tempo strumenti che permettono il confronto e l'aggregazione di dati per uso principalmente statistico. L'esigenza si è manifestata chiaramente nel secolo scorso con le prime tavole di mortalità e l'impostazione del sistema di classificazione che è successivamente evoluto nella decima revisione della Classificazione Internazionale delle Malattie. Le nuove esigenze hanno provocato la crescita di numerosi sistemi specializzati e tra loro incompatibili, dal MeSH (*Medical Subject Headings*, dizionario per ricerche bibliografiche), allo SNOMED (*Systematized NOmenclature of MEDicine*, nomenclatura sistematizzata multiassiale), ai DRG e AVG (*Ambulatory Visit Groups*, raggruppamenti omogenei di pazienti ospedalieri e ambulatoriali, per il rimborso delle prestazioni).

Si va ora diffondendo la necessità di collegare i flussi informativi di tipo economico-amministrativo a quelli più propriamente clinico-epidemiologici, con la consapevolezza che una riqualificazione del Sistema Sanitario deve passare attraverso la valutazione della qualità dell'assistenza e l'analisi delle implicazioni economiche (si veda ad esempio l'iniziativa dei ROD/DRG del Ministero della Sanità).

La medicina sta inoltre subendo una profonda trasformazione: si tende a offrire un servizio integrato sul territorio, basato su diversi livelli e aree di competenza che mirano sinergicamente al benessere del cittadino. I dati sanitari risultano frammentati in numerosi accessi a strutture diverse, e nasce il bisogno di trasmettere e utilizzare in modo (semi)automatico i dati clinici all'interno del sistema, innescato dagli sviluppi più recenti delle telecomunicazioni e della microinformatica.

Un progetto per uniformare la nomenclatura è lo *European Radiological*

Digital Data System (ERDDS), a cui ha partecipato la Società Italiana di Radiologia Medica (SIRM) insieme alle Società di Radiologia Francese (SFR), spagnola (SERAM) e ceca, a quattro ospedali (Firenze - AOU Careggi, Madrid - Alcorcon di Madrid, Parigi - HEG. Pompidou e Praga - V Motol), a due *software house* e una società di *management* sanitario. I partner del progetto hanno raccolto e analizzato i dati nazionali e i dati pubblici di Aziende Ospedaliere dei quattro paesi coinvolti (Italia, Spagna, Francia e Repubblica Ceca). In seguito hanno definito una metodologia di transcodifica basata sulla definizione di un *trans-nomenclatore europeo*, l'ERTN (*European Radiological Trans-Nomenclature*), che permette di comparare Nomenclatori diversi.

La peculiarità dell'applicazione informatica al settore sanitario richiede lo sforzo congiunto di due tipi di competenze, già da tempo autonomamente organizzate ognuna al proprio interno e pertanto afferenti a due separate reti: gli enti normativi da una parte (ISO-OSI per il settore informatico) e organizzazioni autorevoli dall'altra (OMS per il settore sanitario). Anche nel nostro Paese esiste una forte separazione tra questi due settori, sia come modalità operative (l'industria rispetto al sistema sanitario pubblico), che come discipline scientifiche (informatica e medicina). In Europa, l'introduzione dei sistemi informativi nei Sistemi Sanitari nazionali ha sofferto della mancanza di un approccio comune.

I sistemi sono stati progettati separatamente e spesso per soddisfare bisogni apparentemente molto specifici legati a situazioni locali. Si veda ad esempio l'introduzione dei singoli CUP a livello locale, senza un coordinamento e una standardizzazione a livello nazionale basata su requisiti e funzionalità comuni alle diversi realtà locali. Inoltre l'enfasi è stata quasi sempre posta sulle funzioni amministrative, mentre le funzioni cliniche sono rimaste generalmente in secondo piano.

Un sistema sanitario pubblico, come quello italiano, ha inoltre l'esigenza di ottimizzare l'investimento che sta compiendo nell'informatizzazione delle proprie strutture. Occorre, quindi, ottenere l'indipendenza da singoli fornitori, la possibilità di far crescere e aggiornare gradualmente e continuamente l'hardware e il software e la trasportabilità del software in diversi contesti locali (non solo su hardware diversi).

La trasportabilità

La trasportabilità del software sanitario è difficilmente raggiunta, sia a livello nazionale che europeo, per la mancanza di norme specifiche per la Sanità. Tale trasportabilità è peraltro necessaria se vuole essere soddisfatta la domanda di sistemi nell'Europa dei nostri anni. Il costo per lo sviluppo e la manutenzione dei prodotti software è alto. Sviluppare un software medico, adattabile a diversi utenti, massimizza il ritorno dagli investimenti di ricerca e sviluppo, sfrutta l'esperienza di un gruppo limitato di progettisti specializzati, aumenta la *performance* soddisfacendo le necessità di ampie classi di utenti. La trasportabilità del software in Europa è un obiettivo di più lungo respiro che richiede collaborazione internazionale, compromessi e consenso, pianificazione in comune, facile integrazione di componenti, ma soprattutto norme europee e un accurato lavoro sulla terminologia multilingue.

Modularità e interoperabilità

Una soluzione globale che cercasse di soddisfare contemporaneamente tutte le necessità dei potenziali utenti risulterebbe certamente complessa, troppo difficile da aggiornare e, in ultima analisi, troppo costosa. L'approccio, sia nazionale che europeo, deve essere basato su un insieme intercorrelato di *moduli funzionali* che facciano riferimento a un modello comune, senza tuttavia prefigurare specifiche decomposizioni implementative. Tali moduli realizzano nel complesso tutti i compiti richiesti al sistema informativo; essi sono generici per natura e permettono di fornire al cliente varie opzioni, soprattutto diversi livelli di scala.

Questo approccio richiede appunto un modello uniforme dei dati (nazionale o meglio europeo), e norme per lo scambio di dati medici e amministrativi tra moduli funzionali.

Una piattaforma comune per lo sviluppo del settore

Una piattaforma normativa, con linee di indirizzo e specifiche aderenti alle esigenze della Sanità, è in grado di offrire due ordini di vantaggi:
- a chi prende le decisioni in campo sanitario fornisce la sicurezza di integrabilità e la salvaguardia degli investimenti in informatica, legate a un modello che deve essere omogeneo e stabile nelle sue basi, ma nello stesso tempo deve risultare evolutivo, tempestivo e adattabile ai bisogni specifici, nel dettaglio;
- ai produttori permette investimenti in software di applicabilità relativamente generale, con garanzia di portabilità e di riutilizzabilità in contesti diversi, grazie a una definizione consensuale di specifiche omogenee.

E proprio la piattaforma comune, che definisca le tipologie dei messaggi e gli strumenti semantici per l'interpretazione uniforme dei dati grazie a un quadro di riferimento e un modello informatico omogeneo, rende possibile tale avanzamento, e quindi una tempestiva e ampia diffusione di sistemi informatici efficienti, adeguata alle reali pressanti esigenze di gestione e programmazione del nostro Sistema Sanitario.

Da una parte quindi si hanno economie di scala e maggiore sicurezza negli investimenti che favoriscono lo sviluppo generale del settore, dall'altra una concorrenza più forte ma anche più corretta e chiara: nel medio periodo, l'espansione della singola impresa non dovrà essere ricercata tanto nell'allargamento della propria quota di mercato, quanto piuttosto nella crescita complessiva del settore, fino a oggi non ancora decollato.

Un approccio moderno alla normazione

Nel corso del tempo il concetto stesso di normazione è radicalmente cambiato, specialmente in Europa Occidentale (nei paesi della CEE e dell'*European Free Trade Association*, EFTA, che formano il CEN, il Comitato Europeo di Normazione).

Il sistema di norme in un settore viene oggi accuratamente programmato per progettare organicamente un servizio che faciliti produttori e utenti, richiedendo loro un apporto costruttivo fin dalle prime fasi del processo.

Si sta sviluppando un numero crescente di norme-guida avanzate che cercano di orientare e armonizzare, per quanto possibile, il mercato prima che vengano sviluppati prodotti incompatibili, senza ovviamente arrestare il processo di innovazione e la ricerca di soluzioni ottimali. A questo nuovo approccio sono collegati ad esempio i forti investimenti comunitari pre-normativi afferenti al Programma Quadro di ricerca europea.

Lo sviluppo della normazione in Informatica Sanitaria ha dato luogo a iniziative a livello mondiale ed europeo in diversi ambienti industriali, accademici e amministrativi (informatico, bioingegneristico, medico-clinico, epidemiologico, economico-gestionale); è inoltre cresciuto lo sforzo di coordinamento e di integrazione, anche tra Europa (CEN) e Stati Uniti (HL7), e alcune iniziative stanno convergendo verso proposte operative, in un mosaico molto complesso.

L'attività normativa europea

Possono essere riconosciuti vari aspetti che caratterizzano l'attività di normazione nel settore. Tra questi, i più importanti sono i seguenti:
- *strategia e aspetti non tecnologici (framework, overview, safety, security, quality, privacy), un quadro di riferimento e i vincoli da considerare in tutte le attività normative nel settore.*
  Occorre assicurare che i vari processi, interdipendenti ma autonomi nel mondo reale, siano integrabili in un unico sistema informativo complessivo, parzialmente connesso. In particolare, occorre inquadrare e raccordare le problematiche sulle cartelle cliniche elettroniche. Tutte le istanze etico-legali, di sicurezza, riservatezza e qualità devono essere riconosciute e rispettate;
- *il modello dei dati (information model, registration of data sets) che il progettista di sistemi possa utilizzare nella costruzione dei sistemi, insieme a una definizione uniforme dei dati.*
  Le metodologie per la progettazione dei sistemi informativi e delle basi di dati sono incentrate sulla definizione di un dizionario dei dati e di schemi concettuali che ne esplicitano le relazioni (oggetti comuni, *data sets*, registrazione

dei domini ammessi). In settori convenzionali l'analisi viene ripetuta per ogni cliente poiché ogni impresa presenta specifiche connotazioni. Nel caso della Pubblica Amministrazione, e in particolare del Sistema Sanitario italiano, ci si trova di fronte una struttura coerente, organizzata per legge, pur con differenze e unicità locali. Un modello uniforme è possibile – almeno ad alto livello di generalità – e permette di progettare sistemi compatibili;

- *il formato dei messaggi (communication model, data interchange, syntax), le modalità con cui i messaggi vengono costruiti, trasmessi e interpretati tra sistemi aperti (OSI), siano questi moduli di uno stesso sistema informativo o sistemi autonomi ma interconnessi;*
- *la terminologia (knowledge representation, terminology, semantics), per assicurare che applicazioni e utenti comprendano in modo uniforme il significato dei dati memorizzati e trasmessi;*
- *la strumentazione (devices, images, signals), per definire le modalità di interconnessione e di memorizzazione di dati, segnali e immagini originati da apparecchiature biomediche.*

I forti interessi dell'industria biomedica fanno sì che già esistano una vasta esperienza e diversi tipi di standard *de facto*, utilizzabili come punto di partenza:
- ACR-NEMA e DICOM per le immagini;
- SCP-ECG per l'elettrocardiografia;
- IEEE P1073 MIB *Medical Interface Bus*;
- EUCLIDES e ASTM E1238 per il laboratorio di analisi, ecc.

Ogni gruppo di lavoro europeo (*Working Group*) è formato da esperti segnalati tramite gli enti normativi nazionali e ha il compito di definire in modo dettagliato il lavoro normativo nel proprio settore di competenza (priorità, descrizione delle norme necessarie, istituzione e controllo dei *Project Team* per la stesura delle bozze) a partire dal piano di lavoro approvato nel suo complesso dal TC251 recepito dagli organi centrali del CEN e dell'Unione Europea. L'organizzazione della commissione italiana UNI U72 è stata decisa in conseguenza alla struttura europea; i gruppi di lavoro italiani sono stati istituiti in diretta corrispondenza con gruppi omonimi europei, con il compito di fornire supporto e salvaguardare gli interessi dei partecipanti nella discussione delle bozze di norme, oltre che di presentare candidature di esperti italiani nei singoli *Project Team* temporanei creati per stendere le bozze delle singole norme. Inoltre, sia a livello europeo che a livello italiano vengono costituiti di volta in volta dei gruppi di lavoro per lo sviluppo di specifiche iniziative.

Si sottolinea l'importanza della partecipazione degli utenti, sia tramite la presenza fisica alle riunioni che attraverso posta elettronica, a livello nazionale e a livello europeo, secondo le diverse competenze e nelle molteplici modalità previste in tutte le fasi del processo normativo:
- revisione periodica del quadro d'insieme e delle priorità;
- definizione dettagliata delle norme da preparare;
- stesura delle bozze di norme;

- commento delle bozze e proposta di modifiche, fino all'eventuale opposizione ai progetti di norme che siano potenzialmente lesivi di legittimi interessi;
- approvazione finale.

Un servizio per la diffusione della telematica nella sanità

Il settore della telemedicina affronta le problematiche della gestione e trasmissione di informazioni e conoscenze eterogenee (quali dati clinici e amministrativi), in particolare della rappresentazione, elaborazione e trasmissione di informazioni cliniche (dati di laboratorio, cartelle cliniche).

Il trattamento automatico di dati si è diffuso nell'ambito di sistemi informativi sempre più complessi ed estesi. Con l'espandersi dei mercati oltre il livello nazionale, la normazione occupa un ruolo sempre più importante per lo sviluppo di tutto il settore. L'attività normativa coinvolge i modelli dei dati, i protocolli di trasmissione e i sistemi di codifica, in modo da rendere possibile l'interoperabilità e la portabilità del software di interesse sanitario, prerequisiti questi anche per la diffusione delle applicazioni di telemedicina.

L'ente normativo europeo, il CEN, ha istituito un Comitato Tecnico per l'informatica sanitaria, che a sua volta ha predisposto un programma organico di attività normativa nel medio periodo. In Italia è stata insediata una analoga Commissione UNI per dare modo di contribuire attivamente all'iniziativa europea, esprimendo e facendo valere le esigenze nazionali, e per diffondere i risultati: vengono pertanto delineate le possibilità e le modalità di partecipazione.

Queste pagine illustrano i concetti fondamentali, in modo da permettere a operatori sanitari e informatici di orientarsi in questo settore, sia per contribuire al processo secondo le proprie competenze, sia per conoscere e adottare quanto è stato già realizzato.

Standard per lo scambio di dati sanitari

I sistemi informatizzati comunicano tra loro utilizzando prevalentemente protocolli standardizzati. Per la gestione di dati clinici e di immagini mediche gli standard più significativi e specifici sono: *Digital Imaging and Communications in Medicine* (DICOM), *Health Level Seven* (HL7) e *Medical Information Bus* (MIB). DICOM, il più maturo e affermato dei tre, è indirizzato prevalentemente alla trasmissione e all'archiviazione di immagini mediche. HL7, diffuso solo in alcune aree geografiche e per molto tempo quasi assente in Italia, è stato progettato per facilitare la comunicazione tra applicazioni diverse che effettuano transazioni di tipo clinico e amministrativo (dall'accettazione del paziente agli ordini e alla fatturazione). MIB, ancora scarsamente utilizzato, è indirizzato specificatamente alla comunicazione tra dispositivi elettronici presenti nelle aree dei pazienti, soprattutto le più critiche (ad esempio monitor, pompe di infusione e ventilatori polmonari).

Ciascuno di questi standard può contribuire a migliorare il flusso di informazioni di una parte del sistema e aumentare l'efficienza e l'economicità del sistema complessivo. Tutti sono stati sviluppati per risolvere problemi ben definiti e sono oggetto di continue modifiche e aggiornamenti, con l'obiettivo di rimuovere le limitazioni derivanti da un'impostazione fortemente orientata a uno specifico settore. È auspicabile che l'informazione prodotta nei diversi formati possa essere scambiata in modo sempre più semplice, accurato e consistente. Nella Figura 3.1 vengono schematizzate le principali aree di applicazione degli standard DICOM, HL7 e MIB, assieme alle possibili interazioni. DICOM, HL7 e MIB sono stati influenzati, in diversa misura, dal modello *Open Systems Interconnection* (OSI). Questo modello suddivide il processo di comunicazione di dati elettronici in sette livelli distinti, che sono diventati il punto di riferimento per la progettazione di molti standard di comunicazione.

Nella sezione successiva verranno illustrati alcuni vantaggi derivanti dall'adozione di soluzioni standardizzate, nelle rimanenti sezioni le principali caratteristiche del modello OSI e, successivamente, degli standard DICOM, HL7 e MIB. In particolare, verranno considerate con maggior dettaglio alcune specifiche definite dallo standard DICOM, importanti per illustrare le funzionalità che possono essere offerte dai sistemi di gestione delle immagini mediche in formato digitale.

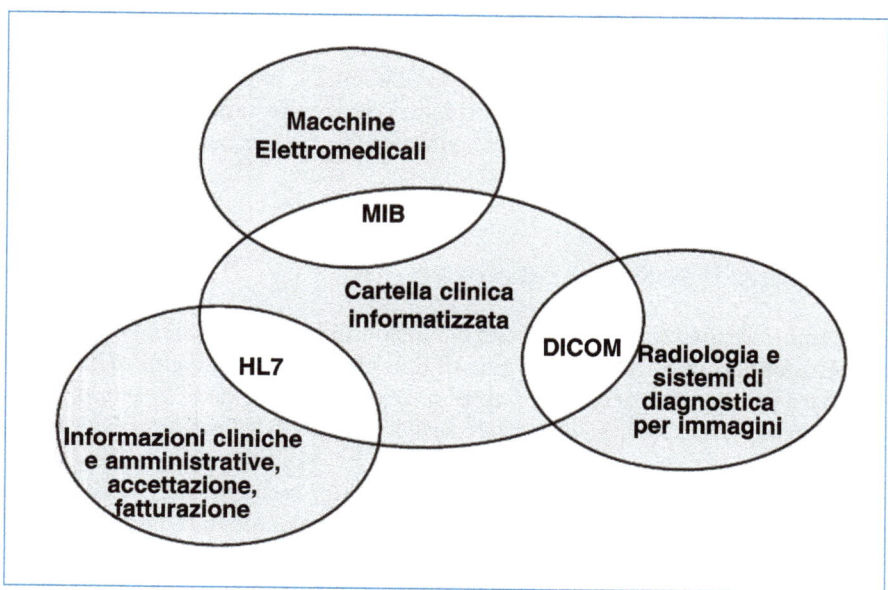

Fig. 3.1. Rappresentazione schematica delle principali aree di applicazione degli standard DICOM, HL7 e MIB e delle loro possibili interazioni

I vantaggi

Nel momento in cui occorre acquistare dispositivi medici o sistemi informatizzati, oppure sviluppare un software o progettare un nuovo sistema, la scelta di soluzioni standardizzate, soprattutto se applicate in modo sistematico, può offrire numerosi vantaggi. Gli standard possono eliminare quasi tutti i problemi derivanti dalla presenza di sistemi proprietari. Tuttavia, occorre sottolineare che non sempre sono possibili soluzioni di tipo *plug and play* e che, in molti casi, anche le soluzioni standard possono richiedere interventi specifici non trascurabili per la configurazione e la personalizzazione.

Sempre più frequentemente vengono introdotti dispositivi medici complessi, che incorporano sistemi avanzati di gestione dei dati, con costi crescenti per lo sviluppo e la manutenzione delle applicazione necessarie per l'interconnessione. Soluzioni standard riducono la complessità e i costi delle interfacce e semplificano la comunicazione tra dispositivi forniti da produttori diversi.

La maggior integrazione, prodotta da soluzioni uniformi, facilita la distribuzione dell'informazione e rende più economica la gestione complessiva del sistema, a vantaggio dell'attività clinica e della salute del paziente. Con soluzioni standard il trasferimento automatico dell'informazione diventa più semplice e riduce la necessità di interventi diretti da parte degli operatori, aumentando la loro disponibilità e diminuendo la probabilità di errori dovuti all'intervento umano.

Gli standard permettono di spostare l'attenzione dai problemi tecnici alla funzionalità offerta, orientando tutto il sistema a utilizzare l'informazione in modo strategico, per una miglior erogazione dei servizi. L'adozione sempre più diffusa di soluzioni standardizzate aumenta la competizione tra i produttori, non più protetti da soluzioni proprietarie, e favorisce lo sviluppo di dispositivi e applicazioni conformi agli standard più diffusi, riducendone i costi di produzione e implementazione.

I criteri di valutazione

Nel valutare la convenienza di utilizzare uno standard occorre riconoscere che le soluzioni di tipo standard stanno ormai diventando la sola soluzione praticabile. Infatti, l'impiego di dispositivi e sistemi informatizzati sempre più sofisticati rende la loro integrazione estremamente complessa e costosa, se non possono essere utilizzate soluzioni standard. Lo standard è destinato a diventare sempre più una necessità.

Occorre sviluppare strategie di acquisto che definiscano le specifiche dei prodotti con riferimento alle caratteristiche degli standard disponibili e che valutino in quale modo gli standard siano implementati dai produttori. Inoltre, devono essere considerati gli aspetti collegati alle necessità di integrazione e interoperabilità del sistema complessivo e delle sue prevedibili evoluzioni future. Ciascuno standard è in evoluzione, presenta limiti intrinseci e può essere implementato con modalità diverse. Per valutare correttamente una specifica soluzione, diventa indispensabile acquisire tutte le informazioni utili per determinare: il livello di conformità, il tipo di supporto fornito, le possibilità di sviluppo o aggiornamento, la disponibilità di soluzioni che possano colmare le lacune derivanti da limiti o da implementazioni incomplete dello standard.

Occorre definire le specifiche corrispondenti al modello organizzativo e al sistema di interconnessione a cui il prodotto si deve conformare. Ad esempio, per lo standard HL7 devono essere fornite le specifiche relative al protocollo di trasmissione e deve essere definito il contenuto dei messaggi generati in corrispondenza di un evento, quale la dimissione di un paziente. Ulteriori specifiche dovrebbero essere fornite per gli aspetti operativi.

Il processo di acquisizione dovrebbe interessare inizialmente diversi fornitori e concentrarsi successivamente su un insieme ristretto, selezionato in base a parametri di costo, efficienza del servizio e modalità di implementazione dello standard. Tra gli elementi necessari per valutare e confrontare le possibili soluzioni occorre includere: i tempi necessari per l'implementazione (alcuni standard richiedono personalizzazioni che possono comportare tempi lunghi per l'analisi e lo sviluppo di una configurazione finale correttamente funzionante), la disponibilità di interfacce per particolari sistemi, il supporto per la gestione del sistema e la possibilità di aggiornamenti.

Un aspetto particolarmente delicato, che deve precedere la messa in funzione del sistema, è quello relativo alla validazione e alla verifica: il funzionamento deve risultare conforme alle specifiche e, in particolare, la gestione delle condizioni di errore deve risultare appropriata.

Il modello OSI

In ogni sistema di comunicazione devono essere rispettate alcune regole per garantire che le informazioni siano trasmesse, ricevute e interpretate correttamente. Per esempio, la comunicazione tra due persone è possibile solo se parlano lo stesso linguaggio e solo se entrambe attribuiscono lo stesso significato alle parole utilizzate. Questo insieme di regole costituisce il protocollo di comunicazione.

Lo scambio di informazioni in formato digitale richiede un protocollo con regole molto precise per tutte le diverse fasi di elaborazioni necessarie per la trasmissione, la ricezione e l'interpretazione dei messaggi. La complessità di una rete impone che la progettazione del protocollo sia preferibilmente sviluppata con soluzioni modulari. Per semplificare la progettazione conviene impiegare modelli dove il sistema di comunicazione complessivo risulti suddiviso in sottosistemi più agevoli da trattare.

Nel 1984 l'Organizzazione Internazionale per la Standardizzazione (*International Standard Organization*, ISO) ha rilasciato il modello di comunicazione *Open Systems Interconnection* (OSI). Questo modello, diventato rapidamente un riferimento ampiamente condiviso, ha profondamente influenzato molti standard di comunicazione attualmente utilizzati.

I livelli logici del modello OSI

Il sistema di comunicazione viene suddiviso dal modello OSI in sette livelli distinti. Lo spostamento dell'informazione richiede il trasferimento da un livello a quello adiacente. I livelli vengono usualmente visualizzati come una pila di strati (*layer*), ordinati con il primo livello alla base della pila. Ciascuno strato può eseguire uno specifico insieme di funzioni per consentire il trasporto dell'informazione tra livelli adiacenti. Il formato con cui i dati vengono scambiati è definito dal protocollo di comunicazione, che stabilisce le regole per l'invio e la ricezione dei messaggi e per la notifica degli errori. La Figura 3.2 illustra schematicamente un tipico flusso di dati secondo il modello OSI. Dal livello di partenza i dati vengono spostati verso il basso, lungo gli strati, fino a quando possono essere immessi nella rete e, successivamente, vengono trasferiti verso l'alto, fino al livello di destinazione. Al livello più alto il sistema interagisce con l'utente attraverso un'applicazione capace di ricevere o trasmettere dati alla rete. Al livello più basso il sistema fornisce il supporto fisico utilizzato per la comunicazione.

I sette livelli possono essere suddivisi in due gruppi: i livelli più bassi riguardano le connessioni, quelli superiori le applicazioni. Il livello 4 (*transport layer*) è il primo livello alto, cioè presente generalmente solo esternamente alla rete.

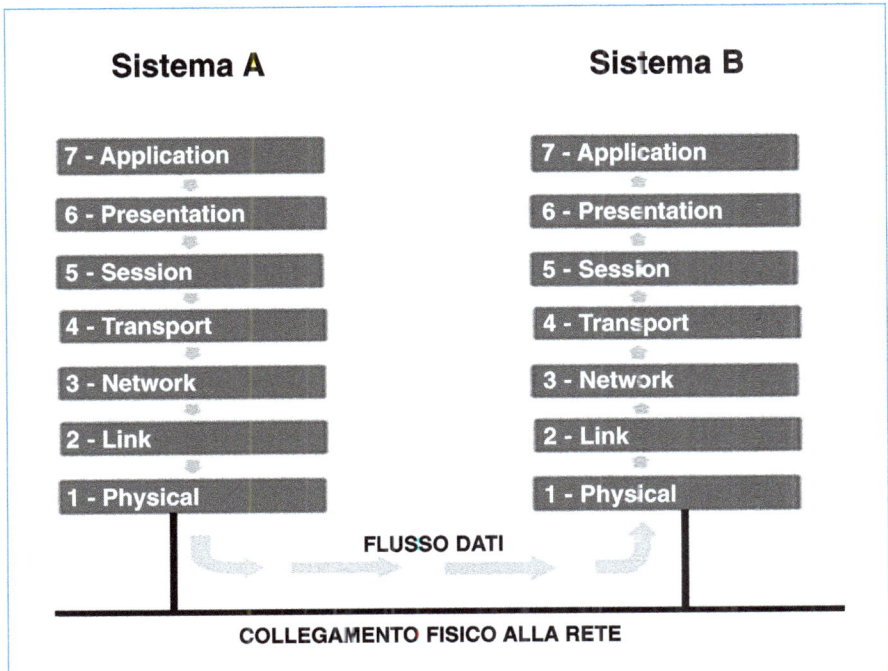

Fig. 3.2. Rappresentazione schematica del flusso di dati secondo il modello OSI

Le principali caratteristiche di ciascun livello sono:
- livello 1 (*physical layer*): il livello fisico riguarda la connessione fisica dei dispositivi alla rete. Stabilisce le caratteristiche elettriche dei segnali, delle interfacce, dei connettori e dei cavi; specifica le regole per la connessione e per la trasmissione dei bit;
- livello 2 (*link layer*): il livello di linea riguarda la gestione della connessione fisica tra due nodi. Stabilisce le modalità di apertura e chiusura di una connessione, di trasmissione dei dati e di riconoscimento degli errori di trasmissione, con eventuali correzioni o ritrasmissioni;
- livello 3 (*network layer*): il livello di rete riguarda la gestione della connessione attraverso la rete. Stabilisce le regole per l'instradamento dei dati; gestisce il traffico di rete, mascherando ai livelli superiori le caratteristiche tecnologiche della rete utilizzata;
- livello 4 (*transport layer*): il livello di trasporto riguarda la gestione del flusso di dati tra mittente e destinatario. Stabilisce le caratteristiche della trasmissione e i controlli sull'accuratezza del servizio e sulla correttezza del destinatario;
- livello 5 (*session layer*): il livello di sessione riguarda la gestione della connessione logica. Stabilisce le regole per l'apertura e la chiusura di una connessione;
- livello 6 (*presentation layer*): il livello di presentazione riguarda la gestione del formato dei dati. Stabilisce le regole di conversione dei dati in un formato condiviso per garantire un'interpretazione corretta dell'informazione;
- livello 7 (*application layer*): il livello di applicazione riguarda il contenuto dell'informazione da trasferire. Costituisce l'unica interfaccia verso gli utenti; è il livello più complesso e meno standardizzato; gestisce, ad esempio, servizi di posta elettronica e di trasferimento di file.

I dispositivi di rete

Lo scambio di messaggi attraverso la rete comporta fasi successive di codifica e decodifica che possono essere schematizzate nel seguente modo. La fase di trasmissione prevede l'inserimento del messaggio ricevuto dal livello superiore in una busta, con informazioni specifiche per la tipologia di rete utilizzata. La fase di ricezione include l'apertura della busta e l'interpretazione delle informazioni necessarie per trasferire correttamente il messaggio al livello superiore. Quando le tipologie di rete in trasmissione e in ricezione sono diverse, occorre introdurre dispositivi capaci di tradurre il contenuto dei messaggi fino al livello in cui i due sistemi risultano compatibili.

I dispositivi utilizzati per implementare le reti sono principalmente: i *repeater*, che isolano a livello 1 i problemi di tipo elettrico; i *bridge* e gli *switch*, che separano la rete in domini di collisione; i *router*, che effettuano la conversione dei messaggi fino al livello 3 e l'instradamento dell'informazione su reti di indirizzo diverso; i *gateway*, che consentono la connessione tra reti di architettura diversa operando su tutti i livelli.

Lo standard DICOM

In sintesi, il *Digital Imaging and Communications in Medicine* (DICOM) è uno standard orientato alla comunicazione di immagini mediche in formato digitale. Diffuso soprattutto nei dipartimenti di radiologia, è caratterizzato da una struttura aperta e da ampie possibilità di estensione e applicazione per tutte le specialità che producono immagini mediche: patologia, endoscopia, odontoiatria, oculistica e dermatologia.

Negli anni '80, con la crescente diffusione dei sistemi di acquisizione delle immagini mediche in formato digitale (modalità) divenne indispensabile trovare soluzioni per semplificare la connessione e l'interoperabilità, a vantaggio di utenti e produttori. DICOM fu la risposta a questa necessità: definisce l'interfaccia che rende possibile la connessione tra sistemi diversi.

Le funzionalità offerte includono: il trasferimento in rete di oggetti e immagini (invio, ricezione e ricerca); il trasferimento tramite file; l'integrazione con altri sistemi (richiesta di un elenco di esami da completare, invio della notifica dell'esecuzione di un esame, impiego di documenti strutturati per la gestione congiunta di dati, referti e immagini).

Lo standard è stato sviluppato congiuntamente da utenti e produttori di dispositivi con l'obiettivo di rendere possibile la connessione tra sistemi di produttori diversi. Possiede le componenti fondamentali per dialogare con i sistemi informatizzati di gestione delle immagini (*Picture Archiving and Communication System*, PACS), dell'attività ospedaliera (*Hospital Information System*, HIS) e, in particolare, del dipartimento di radiologia (*Radiology Information System*, RIS).

Le caratteristiche generali

Le specifiche DICOM si sviluppano a partire da modelli che stabiliscono quali sono e con quali relazioni interagiscono le entità reali, presenti nel contesto a cui lo standard è applicato (pazienti, immagini, ecc.). Il vantaggio di questi modelli è quello di mostrare chiaramente e congiuntamente le entità e le relazioni, non per descrivere il flusso dei dati ma per definire la struttura dell'informazione. I modelli sono generalmente rappresentati con diagrammi del tipo schematizzato in Figura 3.3, dove le frecce vengono utilizzate per indicare la direzione di una relazione. La documentazione dello standard è suddivisa in parti e ciascuna parte può comprendere degli allegati, dove sono riportate quelle sezioni che possono essere oggetto di modifiche o estensioni. Le bozze definitive dell'ultima versione e i testi definitivi di supplementi e correzioni sono disponibili all'indirizzo web http://medical.nema.org/dicom.html; la versione ufficiale è solo quella stampata.

Lo standard è in continua evoluzione, per migliorare le funzionalità indirizzate all'integrazione e per ampliare le possibilità di interfacciare sistemi diversi da quelli tradizionalmente presenti in un reparto di radiologia. Ad esempio,

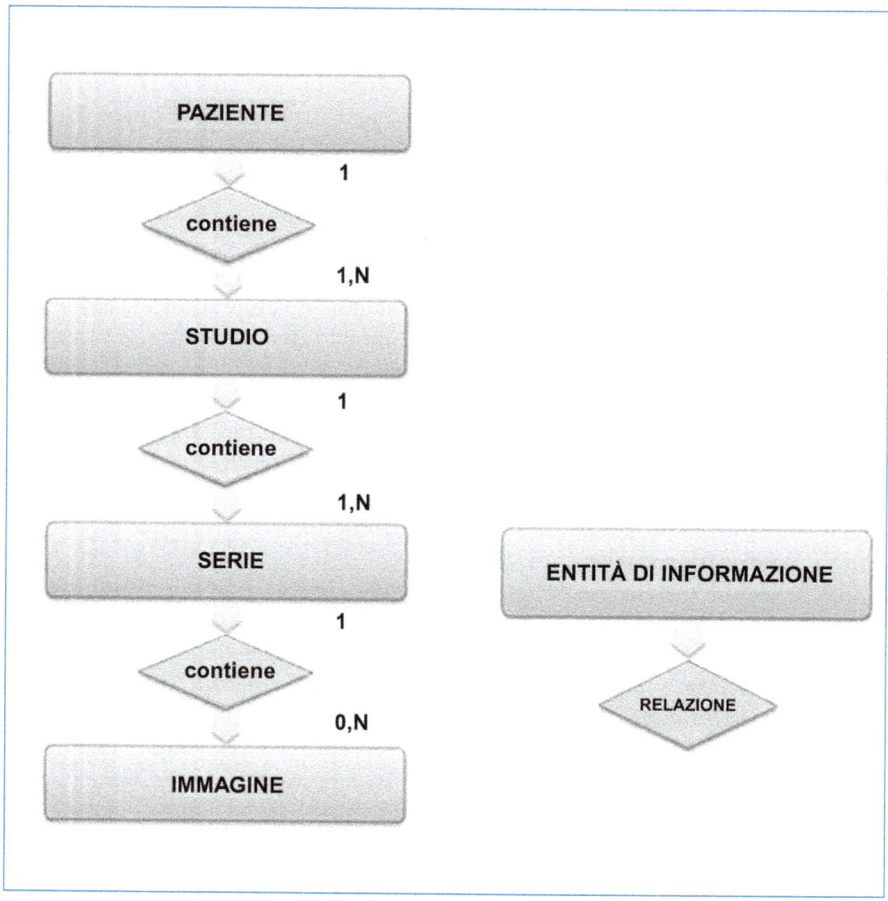

Fig. 3.3. Schema semplificato delle relazioni tra le entità paziente, studio, serie e immagine nello standard DICOM

a partire dal 1997 sono state definite alcune estensioni a supporto delle applicazioni di radioterapia, per consentire la rappresentazione di entità relative all'anatomia del paziente, ai piani di trattamento, alle informazioni dosimetriche, ai dati sul trattamento effettuato e alle immagini usate in radioterapia. Per un trattamento di radioterapia, il flusso di informazioni in formato DICOM potrebbe sinteticamente comprendere: l'acquisizione iniziale, che genera una sequenza di immagini DICOM della zona di interesse; la simulazione, che a partire dalle immagini localizza le strutture anatomiche da sottoporre a trattamento e genera le corrispondenti entità DICOM; la pianificazione, che stabilisce il piano di trattamento a partire dalle entità generate dalla simulazione e le modifica con le informazioni di tipo dosimetrico; il trattamento, che utilizza le entità precedenti e genera le entità DICOM relative al trattamento effettuato.

La dichiarazione di conformità

La conformità allo standard DICOM dovrebbe assicurare la connettività tra due dispositivi, cioè la possibilità di scambiare in modo corretto messaggi in formato DICOM, ma non implica l'interoperabilità a livello di applicazione, cioè la capacità di manipolare correttamente l'informazione. L'interoperabilità può richiedere specifiche aggiuntive sulle applicazioni e sul flusso di dati.

Lo standard DICOM impone di specificare in una dichiarazione di conformità le informazioni necessarie per assicurare la connettività e per poter verificare il livello di interoperabilità senza dover fisicamente provare il sistema. Conseguentemente, per poter qualificare un'implementazione dello standard e valutarne la compatibilità con altri sistemi non è sufficiente la semplice conformità allo standard, ma deve essere esaminato il contenuto della dichiarazione di conformità.

Il modello di informazione

In funzione della specialità clinica possono variare la terminologia e le modalità operative utilizzate per l'acquisizione delle immagini, per l'esecuzione delle procedure e per l'identificazione delle immagini. In un ambiente in cui l'informazione deve essere condivisa, queste diversità devono essere in parte superate. L'informazione deve essere manipolata in modo uniforme, indipendentemente dal particolare contesto in cui viene generata.

DICOM utilizza un proprio modello di informazione sufficientemente flessibile e adattabile ad ambienti diversi. La struttura del modello è un insieme di entità e relazioni tra entità, dove ciascuna entità caratterizza una specifica fase del processo di produzione e manipolazione delle immagini. Le principali entità e relazioni presenti nel modello DICOM possono essere descritte con riferimento all'attività di un tipico dipartimento di radiologia. Come indicato nello schema semplificato di Figura 3.3, le immagini prodotte da ciascuna modalità vengono ordinate in una cartella "paziente" per tipo di studio e per serie correlate da specifiche condizioni. Le principali entità sono il paziente, lo studio, la serie e l'immagine. Le corrispondenti relazioni sono: il paziente è oggetto di uno o più studi, ciascuno studio può contenere una o più serie, ciascuna serie può contenere una o più immagini.

Il modello DICOM distribuisce l'informazione gerarchicamente su quattro livelli fondamentali, come illustrato in Figura 3.4. Il livello più elevato è costituito dai dati identificativi del paziente sottoposto a studio. Lo studio raccoglie le informazioni relative a una richiesta di esami e costituisce il livello di riferimento per il sistema amministrativo, dipartimentale o centrale. La serie definisce le caratteristiche e le modalità operative dei sistemi utilizzati per effettuare l'esame. Il livello più basso è costituito dai dati rappresentativi dell'immagine prodotta dal dispositivo di acquisizione.

Le diverse entità sono strettamente collegate alle diverse fasi del processo di

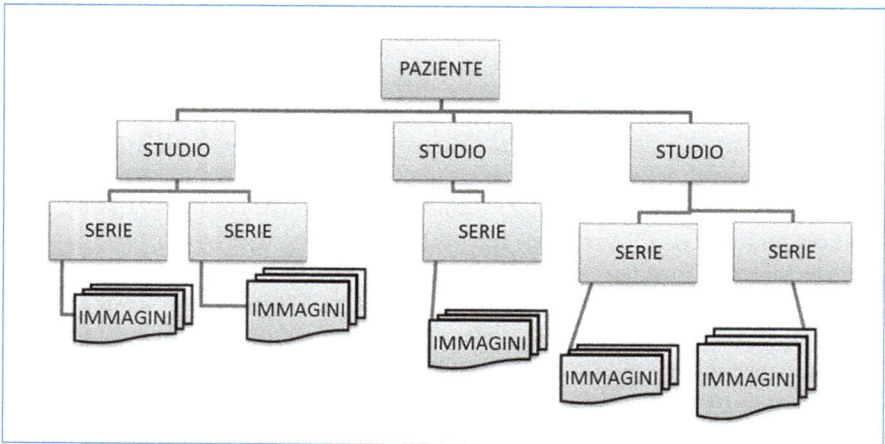

Fig. 3.4. Schema semplificato della distribuzione gerarchica dell'informazione tra le entità paziente, studio, serie e immagine nello standard DICOM

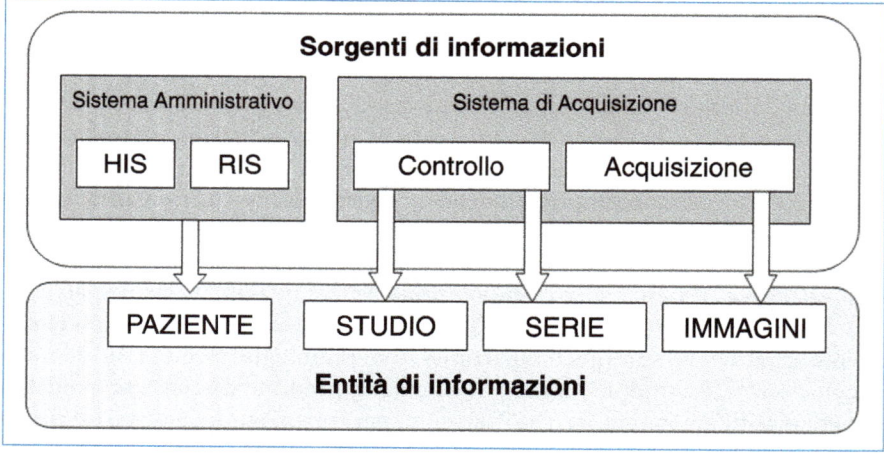

Fig. 3.5. Schema semplificato delle sorgenti di informazione per le entità paziente, studio, serie e immagine nello standard DICOM

produzione di un'immagine. Diversi sottosistemi generano in momenti diversi l'informazione associata a ciascuna entità, come illustrato schematicamente in Figura 3.5. I dati del paziente vengono normalmente forniti dal sistema amministrativo, centrale o dipartimentale, e sono utilizzati dal sistema di acquisizione. I dati relativi allo studio provengono in parte dal sistema amministrativo, che fornisce gli elementi per identificare e collegare parti diverse di uno stesso studio, e in parte dal sistema di acquisizione. Le informazioni sulla serie e sulle immagini sono completamente dipendenti dal sistema di acquisizione.

Le principali entità

L'entità paziente costituisce il punto di riferimento per tutta l'informazione prodotta su un singolo paziente; a questa devono essere collegati tutti gli studi a cui il paziente è stato sottoposto. La struttura dati del paziente contiene codici di identificazione e informazioni di tipo anagrafico (nome, cognome, data di nascita, ecc.). L'informazione viene generata e mantenuta dal sistema amministrativo esterno al sistema di acquisizione. L'entità studio è il principale livello di riferimento clinico e amministrativo e viene generata da una richiesta di esami. A questa possono essere associate una o più procedure e ciascuna procedura può produrre una singola immagine o una serie di immagini correlate. L'informazione viene prodotta in parte dal sistema amministrativo, che deve garantire l'identificazione consistente dello studio, e in parte dal sistema di acquisizione. La struttura dati dello studio contiene codici di identificazione univoca (*Unique Identifier*, UID) e informazioni relative all'esame (data e ora di esecuzione, nome del medico richiedente, ecc.) e al paziente (età, sesso, peso, occupazione, ecc.).

L'entità serie è associata a uno specifico sistema di acquisizione e alle modalità operative di una particolare procedura. A questa possono essere associate una o più immagini. La relazione tra le immagini può essere di tipo clinico (ad esempio immagini dello stesso organo visto da posizioni diverse) o fisico (ad esempio una sequenza di immagini temporalmente o spazialmente correlate). In DICOM non esiste un insieme di regole che definisca, per ogni sistema di acquisizione, il contenuto di una serie. Rientra nei compiti della dichiarazione di conformità specificare quali regole siano utilizzate da una particolare implementazione. L'informazione viene generata esclusivamente dal sistema di acquisizione. La struttura dati della serie contiene codici di identificazione univoca (UID) e informazioni relative al dispositivo utilizzato (tipo, numero di serie, impostazioni, ecc.) e alle modalità di acquisizione (posizionamento, organo esaminato, ecc.).

L'entità immagine contiene, in formato digitale e in funzione del dispositivo utilizzato, una singola immagine o una coppia di immagini (ad esempio per i sistemi biplanari) o un insieme di immagini (ad esempio una sequenza di fotogrammi). Immagini multiple possono essere trattate come una singola immagine, quando la loro relazione è molto semplice. L'informazione viene generata esclusivamente dal sistema di acquisizione. La struttura dati dell'immagine contiene codici di identificazione univoca (UID) e informazioni relative alle matrici di pixel (dimensioni, valori numerici, codifica, ecc.).

Le classi DICOM

Nel definire le procedure di gestione dell'informazione, lo standard DICOM segue un approccio orientato agli oggetti, basato su classi e istanze. Una classe contiene una coppia di dichiarazioni relative ai dati e ai metodi utilizzabili per trattare una specifica tipologia di oggetti. I dati codificano l'informazione, i metodi determinano quali operazioni possono essere effettuate. La classe è un'entità astratta e dichiara il formato e la struttura dei dati (non il loro valore) e il tipo di operazioni ammesse.

Un'istanza rappresenta un particolare oggetto di una classe. Il valore dei suoi dati deve essere compatibile col formato dichiarato nella classe di appartenenza. L'istanza può essere manipolata solo con i metodi definiti nella classe di appartenenza. In DICOM l'informazione viene scambiata mediante istanze a classi. La struttura delle classi viene definita con una specifica terminologia. Le immagini vengono descritte da classi *Service Object Pair* (SOP), che comprendono una definizione IOD (*Information Object Definition*) per la parte dati, e un gruppo di servizi per la parte metodi. Le classi SOP possono specificare estensioni o restrizioni dei dati presenti nella definizione IOD o dei metodi disponibili nel gruppo di servizi.

Specifici meccanismi di generazione dei codici di identificazione univoca (UID) garantiscono l'univocità di un'istanza SOP e facilitano la costruzione di relazioni certe tra le diverse istanze. La classe SOP costituisce l'unità funzionale elementare di DICOM. Ciascuna implementazione dichiara quali sono le classi disponibili (conformi allo standard) e in quale modo sono supportate. Implementazioni diverse possono comunicare solamente utilizzando le parti funzionali comuni.

Le entità di informazione

La parte dati di una classe SOP è una definizione IOD. Le definizioni IOD specificano il significato, gli obiettivi e la struttura dell'informazione rappresentata. L'informazione viene suddivisa in entità di informazione e ciascuna entità di informazione corrisponde a una particolare entità del modello di informazione DICOM (paziente, studio, immagine, ecc.). Un'entità di informazione contiene un insieme di attributi, ciascuno dei quali descrive una porzione di informazione elementare. Per esempio, gli attributi della definizione IOD del paziente comprendono il nome, il cognome e il sesso. Attributi correlati sono raggruppati in moduli. Per ciascun attributo viene specificato un codice di identificazione univoco, oltre a un nome e una breve descrizione del significato e dei possibili valori.

Una definizione IOD normalizzata ha una sola entità di informazione. Ad esempio, è normalizzata la definizione IOD del paziente, che contiene solo dati relativi al paziente, principalmente di tipo anagrafico. Una definizione IOD composita contiene più entità di informazione tra loro correlate. È ad esempio composita la definizione IOD di un'immagine, destinata a rappresentare informazioni relative alle entità paziente, studio e serie, assieme ai dati propri dell'immagine. Un'immagine DICOM è un'istanza a una classe SOP. Un'istanza composita contiene tutta l'informazione necessaria per il trattamento dell'immagine. La parte dati è strutturata conformemente al modello di riferimento definito dallo standard e contiene l'intera gerarchia di informazioni, dall'entità paziente all'entità immagine. In questa modalità, parte dei dati viene duplicata per tutte le istanze relative allo stesso paziente e allo stesso studio. Un'istanza normalizzata contiene l'informazione relativa all'entità immagine e solo i riferimenti per tutte le altre entità necessarie per ricostruire l'informazione associata all'immagine. In questa modalità diminuisce la quantità di dati da trasferire e aumenta la complessità dei collegamenti tra le diverse istanze. Le diverse istanze devono fornire dati consistenti per tutte le entità presenti ai diversi livelli. Le informazioni relative allo studio e al paziente devono essere confrontabili per tutti i dispositivi utilizzati e devono essere garantite da una fonte esterna comune. Ciascuna implementazione dello standard deve inoltre definire una struttura uniforme per tutte le serie e le immagini generate su uno stesso dispositivo. L'identificazione di ciascuna entità, paziente escluso, viene ottenuta assegnando un codice identificativo univoco (UID). I meccanismi di identificazione univoca del paziente devono essere garantiti da un soggetto esterno (ad esempio il sistema informativo del dipartimento).

Gli elementi di servizio

Il gruppo di servizi, ossia la parte metodi della classe, si compone di elementi di servizio. Gli elementi di servizio definiti in DICOM contengono specifiche che ne possono limitare l'applicazione solo a definizioni IOD normalizzate o composite. Elementi di servizio applicabili a definizioni IOD normalizzate sono utilizzati per:
- leggere o modificare il valore di uno o più attributi;
- creare o cancellare un'istanza;
- segnalare un evento;
- eseguire un'azione.

Elementi di servizio applicabili a definizioni IOD composite sono utilizzati per:
- memorizzare un'istanza;
- trovare o leggere tutte le istanze aventi attributi con prefissati valori;
- verificare la comunicazione.

Esistono elementi di servizio specifici per ciascuna tipologia di classe DICOM. Ad esempio, nel modello DICOM una richiesta di esami si compone di una o più richieste di procedure, ciascuna delle quali viene eseguita in una o più fasi. Le liste di lavoro DICOM includono tutte le fasi previste dalle procedure, suddivise per paziente. Gli elementi di servizio DICOM, previsti per le classi relative alle liste di lavoro, includono:
- la gestione delle liste di lavoro: permette a una modalità di richiedere la lista di lavoro corrente (per esempio al sistema informatizzato dipartimentale, RIS, o centrale, HIS), di selezionare i pazienti e di programmare l'esecuzione di specifiche fasi, previste dalle procedure richieste;

- la notifica di esecuzione di una fase di una procedura: permette a una modalità di inviare al sistema informatizzato (RIS o HIS) le informazioni relative all'esecuzione e ai risultati di una particolare fase, prevista dalla procedura richiesta (immagini, dose erogata, tipo di mezzo di contrasto, ecc.).

La definizione delle immagini

Lo standard DICOM definisce più classi SOP di tipo immagine. Ciascuna classe utilizza una specifica definizione IOD, applicabile a un particolare dispositivo di acquisizione. Tutte condividono un insieme minimo di informazioni che permette la visualizzazione delle immagini in modo generico, indipendentemente dal tipo di classe.

Le informazioni di base, che devono essere presenti in un'istanza a una classe SOP di tipo immagine, sono: gli identificatori (UID) della classe, dello studio, della serie e dell'immagine (l'UID dell'immagine coincide con l'UID dell'istanza); il tipo di dispositivo di acquisizione; le informazioni sulla matrice di pixel dell'immagine (dati, codifica, interpretazione, ecc.). Altre informazioni utili per descrivere il paziente, lo studio, la serie e ulteriori particolari dell'immagine possono essere omessi.

Sono disponibili estensioni alla definizione IOD di immagine generica per quasi tutte le principali modalità e, in particolare, per i seguenti sistemi:
- Radiografia computerizzata: non sono richieste informazioni specifiche particolari;
- Tomografia computerizzata: il posizionamento è importante per elaborare sequenze di immagini e creare rappresentazioni tridimensionali;
- Risonanza magnetica: oltre a informazioni di posizione sono necessarie informazioni sul protocollo di acquisizione;
- Medicina nucleare: contiene informazioni dedicate sulle modalità di acquisizione e sul formato dell'immagine (sequenze di fotogrammi);
- Ecografia: sono importanti i parametri di acquisizione, posizione e formato e le informazioni sul colore;
- Angiografia: sono importanti i parametri di acquisizione, posizione e formato e le informazioni sull'immagine utilizzata come maschera per la sottrazione.

Ciascuna definizione IOD può utilizzare moduli comuni a tutte le definizioni IOD o moduli specifici presenti in un solo tipo di definizione IOD.

La presentazione delle immagini

L'immagine è qualcosa che può essere visto da un osservatore. Può essere registrata direttamente su un supporto fisico (*hardcopy*) per essere visualizzata dalla luce riflessa o trasmessa, oppure registrata in formato digitale per essere guardata su un video (*softcopy*). Un'immagine digitale si compone di una matrice di elementi – pixel – disposti regolarmente su righe e colonne. Per ciascun pixel viene specificato un valore di luminosità (per le immagini a toni di grigio) o tre valori distinti (per le immagini a colori). Il processo di visualizzazione di un'immagine in formato digitale è la presentazione, o *rendering*.

Molte immagini mediche non rappresentano scene visibili direttamente a un osservatore, ma sono il risultato di misure (ad esempio il coefficiente di attenuazione della radiazione). I valori grezzi dei singoli pixel possono non essere direttamente visualizzabili o presentare una scala dinamica molto più estesa di quella percepita dall'occhio umano. La presentazione deve trasformare i valori grezzi in valori visualizzabili e selezionare l'intervallo di valori (finestra di visualizzazione) capace di evidenziare le caratteristiche più importanti per l'osservatore. La trasformazione può essere effettuata con funzioni matematiche, che vengono applicate direttamente alle matrici dei valori grezzi, o con tabelle di conversione, che stabiliscono la corrispondenza tra valori grezzi e visualizzati (*Look Up Table*, LUT).

La presentazione deve risultare uniforme, indipendentemente dal particolare monitor utilizzato. La calibrazione del colore deve essere molto precisa, soprattutto per le immagini prodotte in dermatologia, oculistica e patologia. Nello standard DICOM sono presenti specifiche che permettono di controllare la qualità del processo di presentazione e di gestire la visualizzazione in modo consistente. Le immagini possono essere trasmesse nel formato utilizzato dal medico per redigere il referto, oppure nel formato grezzo. Il formato grezzo consente di elaborare l'immagine e produrre presentazioni diverse da quelle utilizzate per la diagnosi. L'invio congiunto di informazioni sulla presentazione (LUT e finestra di visualizzazione) permette di specificare quale modalità è stata utilizzata per la diagnosi. Possono essere presenti segni grafici che permettono di evidenziare aree di interesse o di inserire testi sovrapposti all'immagine, eventualmente collegati alla refertazione. Queste informazioni possono essere inviate sovrapposte all'immagine o separatamente, per non limitare le possibilità di elaborazione. I dati dell'immagine possono essere utilizzati direttamente o richiedere un'elaborazione intermedia prima della loro presentazione su un video o su una stampante. Per favorire l'accuratezza della diagnosi, la presentazione deve assicurare una corretta conversione dei livelli di grigio, indipendente dal dispositivo utilizzato e dipendente dall'applicazione clinica. La conversione deve tener conto delle correzioni necessarie per adattarsi alle capacità di percezione dell'occhio umano e per compensare gli effetti della luce ambiente e del comportamento non lineare del dispositivo utilizzato per la presentazione. L'immagine deve contenere informazioni sufficienti a produrre presentazioni equivalenti in sistemi diversi, che utilizzano propri meccanismi di correzione.

La gestione di documenti strutturati

Il protocollo DICOM, progettato per trattare immagini mediche, è stato successivamente esteso per poter gestire anche documenti strutturati, contenenti svariate forme di dati clinici, compresi i risultati di misure, referti e analisi. Potenzialmente, questa estensione trova applicazione in tutte le specialità mediche e si presenta come uno strumento con cui realizzare una cartella clinica elettronica (*Electronic Patient Record*, EPR).

All'interno del progetto DPACS, l'estensione DICOM SR (*Structured Reporting*) viene sfruttata per integrare il sistema di gestione del laboratorio (*Laboratory Information System*, LIS), ma è soprattutto nella refertazione delle immagini diagnostiche che tale documento, che diventa referto strutturato, trova la sua maggiore applicazione legando al referto testuale un sottoinsieme delle immagini acquisite nella visualizzazione, non modificabile, che ha dato allo specialista gli elementi per elaborare la diagnosi.

I documenti possono contenere: liste e relazioni gerarchiche; informazioni testuali, numeriche e codificate; riferimenti a immagini, forme d'onda o ad altri oggetti, incluse coordinate spaziali o temporali. Di particolare interesse risulta la possibilità di gestire l'informazione codificata, che semplifica le operazioni di ricerca e l'internazionalizzazione dei documenti. La consistenza della codifica tra documenti diversi viene ottenuta utilizzando una terminologia controllata, derivata da opportuni dizionari di concetti codificati, come i sistemi di codifica *Logical Observation Identifier Names and Codes* (LOINC) e *Systematized NOmenclature of human and veterinary MEDicine* (SNOMED).

La sicurezza

Lo standard DICOM è indirizzato principalmente al trasferimento all'interno di una singola struttura dipartimentale. In tale contesto non risulta particolarmente critica la gestione della sicurezza. DICOM ha limitato gli interventi in materia di sicurezza agli aspetti relativi al trasferimento e alla codifica dell'informazione. Supporta meccanismi per consentire l'autenticazione, la confidenzialità e l'integrità a livello di connessione mediante il protocollo *Security Sockets Layer* (SSL). Non supporta strumenti specifici per controllare gli accessi e per identificare chi accede ai dati. Il protocollo SSL include procedure per consentire l'autenticazione dei dispositivi tra cui viene stabilita una connessione mediante certificati digitali, garantire la confidenzialità della connessione mediante sistemi di crittografia e controllare l'integrità dei messaggi trasmessi.

Lo standard HL7

Lo standard *Health Level Seven* (HL7) deriva il suo nome dal particolare livello dello standard *Open Systems Interconnection* (OSI) a cui è indirizzato: il livello di applicazione, o livello 7. Nasce alla fine degli anni '80 con lo scopo di uniformare e semplificare lo scambio elettronico di informazioni cliniche e amministrative tra i diversi sistemi presenti in un'azienda sanitaria, quali l'*Hospital*

Information System (HIS), il *Radiology Information System* (RIS) e il *Laboratory Information System* (LIS). Si è diffuso principalmente nel Nord America, in parte del Nord Europa, inclusi Germania e Regno Unito, in Australia e in Giappone. L'ultima versione approvata come standard ANSI è la 2.6 e, come le precedenti versioni, ha lo svantaggio di non specificare un modello di informazione utile per migliorare le possibilità di integrazione e interoperabilità. Per superare questa limitazione, con la nuova versione 3, HL7 implementa il modello *Reference Information Model* (RIM), che permette di rappresentare in modo più rigoroso le entità di informazione e le corrispondenti relazioni. La versione 3, in attesa di approvazione, dovrebbe utilizzare solo la codifica *Extensible Markup Language* (XML) e migliorare le possibilità di testare e certificare la conformità delle implementazioni. Molto probabilmente permetterà la gestione di immagini in formato JPEG (*Joint Photographic Experts Group*) e DICOM.

Gli obiettivi

Lo standard HL7 viene sviluppato e aggiornato da un comitato di utenti e produttori con l'obiettivo comune di semplificare le interfacce tra applicazioni di produttori diversi, spesso antagonisti, e uniformare il formato e il protocollo utilizzati nello scambio di alcuni insiemi critici di dati. Definisce fondamentalmente i messaggi oggetto di scambio, le modalità di sincronizzazione degli scambi e le specifiche dei messaggi di errore.

La compatibilità con lo standard non implica necessariamente la compatibilità tra i sistemi che lo hanno adottato. Infatti, relativamente ai livelli sottostanti il livello 7, lo standard HL7 assume che i protocolli di comunicazione siano compatibili, senza imporre vincoli particolari. Inoltre, non interviene sulle modalità con cui le informazioni vengono presentate o gestite ed è pertanto facilmente integrabile in diverse tipologie di soluzioni software.

Relativamente alla collocazione e alla condivisione dei dati, non impone condizioni particolari all'architettura complessiva del sistema e può essere adottato anche in ambienti molto eterogenei, con architettura centralizzata o distribuita tra i singoli sistemi dipartimentali. Le specifiche sono fortemente orientate a garantire un'ampia flessibilità, che tenga conto delle esigenze particolari di ciascun ambiente e di ciascun utilizzatore, con l'obiettivo, a lungo termine, di consentire l'eliminazione o la forte riduzione di interfacce proprietarie e dei costi associati di programmazione e manutenzione. Diversi produttori offrono interfacce conformi al modello HL7, che permettono di ridurre i costi necessari per mettere in comunicazione sistemi diversi. Il tipo di implementazione finale deve essere negoziato con il produttore per individuare, tra tutte le funzionalità offerte da un'interfaccia, quali siano effettivamente necessarie, quali debbano essere rimosse e quali aggiunte.

Non rientra tra gli obiettivi dello standard la definizione di specifiche mirate a proteggere l'informazione o a limitare l'accesso ai dati.

La flessibilità

Lo standard risulta sufficientemente flessibile da permettere la personalizzazione più adatta. In pratica, le soluzioni basate su HL7 sono soluzioni su misura, per le quali è necessaria la consulenza di un esperto per analizzare il contesto in cui si vuole applicare lo standard, valutare gli obiettivi dell'implementazione e definire le specifiche aggiuntive che permettono la configurazione finale del prodotto. Ciò produce un incremento di costi e un aumento dei tempi necessari per l'analisi, la programmazione e la verifica della soluzione, in funzione della tipologia più o meno complessa dei dati da gestire e del livello più o meno articolato delle strutture coinvolte.

La flessibilità è in parte una necessità. Non è ipotizzabile una soluzione universale capace di rispondere adeguatamente alle esigenze di aziende sanitarie fortemente differenziate per dimensione, complessità, distribuzione territoriale e diversità di organizzazione e di gestione clinica e amministrativa. Grazie a questa flessibilità è possibile:
- selezionare e utilizzare tutte e solo quelle informazioni che risultano effettivamente rilevanti per un particolare contesto;
- adattarsi più facilmente alle diverse logiche e alle diverse procedure dei sistemi esistenti.

Come conseguenza, in alcune aree le definizioni risultano sufficientemente ambigue da produrre facilmente sistemi incompatibili. Inoltre non è possibile caratterizzare la conformità allo standard rispetto a una lista predefinita di criteri, sulla base dei quali due diverse implementazioni possano essere valutate compatibili. Due sistemi conformi allo standard HL7 possono non riuscire a comunicare a causa di una diversa definizione di un campo chiave, opzionale da una parte e obbligatorio dall'altra. Il migliore approccio per verificare la compatibilità di due sistemi può risultare quello di confrontare le copie dei messaggi generati. Gli aggiornamenti o le revisioni di un sistema HL7 possono modificare la gestione dei messaggi, compromettendo la funzionalità di un sistema complesso costituito da più applicazioni e rendere necessario un costoso aggiornamento di altre applicazioni, critiche per l'integrazione.

Le interfacce

Lo standard fornisce le specifiche per le tipologie di interfacce considerate a più alta priorità, ad esempio le interfacce relative alle seguenti procedure: accettazione, dimissione e trasferimento di pazienti (*Admission Discharge Transfer*, ADT); gestione di ricerche, ordini, risultati e dati clinici; fatturazione. L'intento è quello di fornire un quadro di riferimento comune, sufficientemente generico e robusto da consentire l'estensione delle interfacce esistenti e l'inclusione di nuove interfacce.

La documentazione dello standard HL7 contiene specifici capitoli dedicati a:
- la struttura generale delle interfacce;
- l'amministrazione del paziente (accettazione, dimissione, ecc.);
- l'inserimento degli ordini;
- il sistema di fatturazione delle prestazioni;
- la strutturazione dei dati clinici (come i dati di laboratorio);
- la sincronizzazione degli archivi (come l'anagrafe ospedaliera);
- la gestione dell'informazione clinica.

Il formato dei messaggi

Le regole di codifica di HL7 prescrivono che i messaggi siano composti da campi di dati di lunghezza variabile, separati da un carattere delimitatore di campo. Per ciascun campo vengono definite le regole di codifica. Più campi vengono logicamente combinati in gruppi, denominati segmenti, separati da un carattere delimitatore di segmento. Ciascun segmento inizia con una sequenza di caratteri che identifica il segmento all'interno del messaggio; ciascun campo viene identificato in base alla posizione occupata all'interno del segmento corrispondente.

Possono essere definiti molti campi per ciascun segmento, tuttavia sono dichiarati necessari solo i campi indispensabili per assicurare la consistenza delle relazioni tra i messaggi o il loro obiettivo fondamentale; gli altri sono dichiarati opzionali. Viene definita la possibilità di introdurre messaggi o porzioni di messaggi che possano essere utilizzati solo localmente e che siano compatibili con le future versioni dello standard. L'evento che genera il trasferimento di un messaggio tra due sistemi viene denominato *evento trigger*. Ad esempio, l'ammissione di un paziente è un *evento trigger* che può generare più messaggi da inviare a sistemi diversi. All'invio del messaggio deve corrispondere una risposta di conferma. Tale risposta permette di segnalare che l'elaborazione richiesta è stata completata correttamente e di comunicare, dove richiesto, informazioni aggiuntive relative all'elaborazione effettuata. Un altro tipico *evento trigger* è la richiesta di informazioni. Ad esempio, la procedura di prenotazione di un esame può generare un messaggio di richiesta di dati relativi al paziente, a cui segue il messaggio di risposta, con le informazioni richieste.

Ciascun messaggio contiene un identificatore di tipo, che ne specifica lo scopo, e un identificatore di evento, che individua l'*evento trigger* che ha generato il messaggio. Ciascun *evento trigger* può generare un solo tipo di messaggio, mentre ciascun messaggio può essere associato a più di un *evento trigger*. Lo scambio di messaggi corrisponde a un modello *client/server*: un'applicazione inizia una transazione con un'altra applicazione, alla transazione viene associato un codice identificativo, segue una risposta contenente dati o un messaggio di errore.

L'integrazione tra sistemi

In un'azienda sanitaria vengono generalmente utilizzati diversi sistemi informatizzati, distribuiti tra più dipartimenti o parzialmente centralizzati. In molti casi, per migliorare il flusso complessivo di informazioni, diventa necessario o conveniente interfacciare uno o più sistemi con il sistema dedicato alla gestione delle immagini. Questa operazione richiede il superamento di ostacoli tecnici e organizzativi. L'integrazione diventa spesso una necessità per:
- trasmettere l'informazione tra sistemi di produttori diversi;
- accedere a tutta l'informazione medica disponibile;
- mantenere la consistenza dei dati tra le diverse strutture dipartimentali.

Ad esempio, dalla prospettiva di un Dipartimento di Radiologia, l'integrazione implica la creazione di interfacce adeguate tra le seguenti tipologie di sistemi:
- il sistema amministrativo centrale (*Hospital Information System*, HIS), responsabile prevalentemente della gestione complessiva del paziente (accettazione, prenotazione di esami, fatturazione);
- il sistema amministrativo dipartimentale (*Radiology Information System*, RIS), responsabile prevalentemente della gestione di attività specifiche locali (programmazione degli esami, archiviazione e distribuzione dei referti);
- il sistema di gestione delle immagini (*Picture Archiving and Communication System*, PACS), responsabile della parte relativa alle immagini (acquisizione, archiviazione e distribuzione di immagini).

Le linee di separazione tra le specifiche funzioni di HIS, RIS e PACS non sono nette (Fig. 3.6). I singoli sistemi possono presentare parziali sovrapposizioni e la funzionalità complessiva di un gruppo (tipicamente HIS e RIS, oppure RIS e PACS) può essere fornita da un unico sistema. Per l'integrazione sono possibili almeno due soluzioni: acquisire tutti i sistemi dallo stesso produttore, oppure acquisire sistemi mutuamente compatibili rispetto a specifici standard. La possibilità di poter scegliere produttori diversi risulta generalmente più conveniente, in quanto permette di selezionare il prodotto più adatto, qualitativamente ed economicamente, per ciascuna area di applicazione. Per assicurare la mutua compatibilità e un flusso di informazioni corretto è necessario installare sistemi dotati di interfacce aperte e standardizzate. Ad esempio, un sistema HIS dovrebbe includere tutte le interfacce necessarie per connettersi a un sistema RIS di un produttore diverso.

La scelta degli standard è condizionata da numerosi fattori: l'integrazione dipende in modo complesso dalla funzionalità e dalla tipologia dei singoli sistemi, le soluzioni adottate non devono compromettere l'efficienza e la flessibilità iniziali, ogni standard presenta limiti che possono in parte annullare i vantaggi dell'integrazione. Nella sezione seguente si accenna a una possibile soluzione, proposta con l'iniziativa *Integrating the Healthcare Enterprise* (IHE) e basata, fondamentalmente, sull'utilizzazione degli standard disponibili in

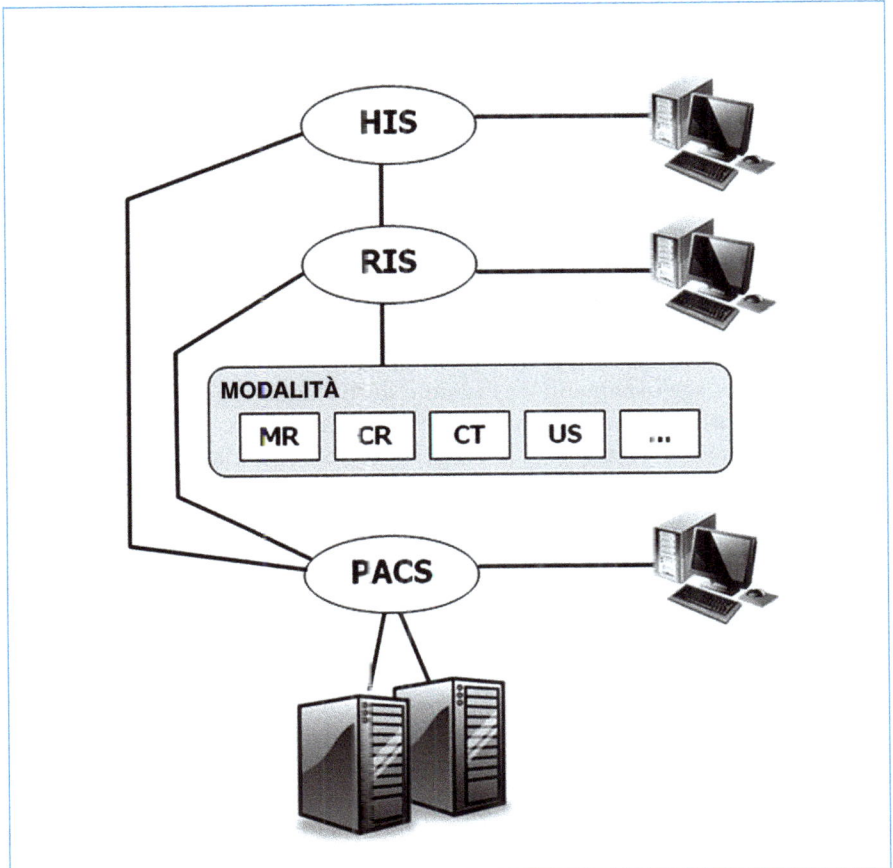

Fig. 3.6. Modello semplificato delle interfacce tra HIS, RIS, PACS e modalità, in un Dipartimento di Radiologia, secondo le specifiche tecniche IHE

modo opportunamente regolamentato e sulla definizione di un insieme di caratteristiche comuni per ciascuna implementazione.

L'iniziativa IHE

Nel 1998, per accelerare e uniformare i processi di integrazione, due organismi presenti nel settore delle tecnologie informatiche applicate alla sanità, la *Radiological Society of North America* (RSNA) e la *Healthcare Information and Management Systems Society* (HIMSS), hanno avviato l'iniziativa *Integrating the Healthcare Enterprise* (IHE) per dimostrare le possibilità di integrazione a partire dagli standard esistenti o emergenti. Rappresentanti degli enti di standardizzazione, delle organizzazioni operanti nel settore della sanità e dei produttori di dispositivi medici e di sistemi informatizzati sono stati invitati a fornire il loro contributo. All'iniziativa hanno aderito molti dei maggiori produttori mondiali.

L'obiettivo fondamentale è quello di favorire la massima diffusione di soluzioni con cui migliorare la disponibilità e la correttezza delle informazioni necessarie per assicurare la qualità degli interventi sanitari. Il metodo utilizzato è quello di presentare, mediante pubbliche dimostrazioni, sistemi reali in cui l'integrazione e l'interoperabilità tra sistemi e dispositivi di produttori diversi siano realizzate con strumenti non proprietari, basati solo sugli standard disponibili, testando in continuazione ogni strumento o metodica che si presenta sul mercato. L'iniziativa IHE pone l'attenzione sull'implementazione, non sulla standardizzazione. Non vengono introdotti nuovi standard ma vengono stabilite forme di cooperazione con gli enti di standardizzazione esistenti per stimolare aggiornamenti o estensioni degli standard per le parti che sono ritenute rilevanti nel favorire i processi di integrazione.

Ad esempio, è stata avanzata la richiesta di accelerare la standardizzazione DICOM di documenti strutturati, utile per migliorare l'integrazione tra la gestione delle immagini e quella dei referti. Il vincolo di utilizzare solo standard consolidati permette di sviluppare soluzioni di tipo generico, con ampie possibilità di applicazione ma frena, almeno in parte, lo sviluppo di standard innovativi più adeguati alle nuove esigenze di integrazione. I benefici per utenti e produttori derivano principalmente dalle pressioni che l'iniziativa IHE può esercitare nelle seguenti direzioni: favorire la convergenza delle possibili soluzioni secondo un modello di integrazione condiviso, forzare i produttori ad adottare soluzioni compatibili, creare le premesse per raggiungere soluzioni sempre più efficienti e flessibili, semplificare l'elaborazione delle specifiche tecniche per sistemi e dispositivi.

Altri benefici riguardano la funzionalità dell'intero sistema. L'integrazione permette di promuovere la circolazione delle informazioni, facilitare l'accesso ai dati clinici più rilevanti, ridurre la ridondanza dei dati e delle funzioni e migliorare l'integrità e la consistenza dei dati. Le dimostrazioni hanno interessato prevalentemente il mercato del Nord America. Sono state avviate collaborazioni con organizzazioni europee per favorire la diffusione dell'approccio IHE anche in Europa.

L'architettura CDA

Lo standard HL7 CDA è stato creato ed è mantenuto dal Comitato Tecnico dell'organizzazione HL7 denominato *Structured Documents Technical Committee* (SDTC).

Ma come funziona HL7 CDA? È stata sviluppata una struttura generica in XML di un documento clinico, articolata in una Intestazione (denominata *Header*) e in un Corpo (denominato *Body*) del documento; l'Intestazione ha lo scopo di descrivere alcuni parametri essenziali sul documento, per individuarne opportunamente le caratteristiche (come ad esempio le date, l'autore, il nome del paziente coinvolto, la struttura sanitaria, il livello di confidenzialità, ecc.), mentre il Corpo del documento contiene l'informazione clinica vera e propria. Tradotto in *XML*, un documento testuale CDA è rappresentato (è *"taggato"*) dall'elemento <ClinicalDocument> e contiene un *Header* e un *Body*:

```
<ClinicalDocument>
... CDA Header ...
<StructuredBody>
... CDA Body ...
</StructuredBody>
</ClinicalDocument>
```

L'*Header* è quindi compreso tra <ClinicalDocument> e <StructuredBody>, identifica e classifica il documento e fornisce informazioni sull'autenticazione (*document information*), su cosa ha scatenato il dato (*encounter*), sul paziente (*service targets*) e sugli operatori coinvolti (*service actors*). Il *Body* contiene il *report* clinico, il referto, e può essere sia un *blob* non strutturato (dati binari), che dati compresi tra *markup* strutturati; in questo caso, è diviso in sezioni *XML* di documenti innestabili e ricorsive.

Una sezione è compresa tra elementi <section> e può contenere un blocco narrativo singolo, un certo numero di *entries, external reference*. Il blocco narrativo è compreso dai *tag* <text> nell'elemento <section>, ed è predisposto per ospitare un contenuto leggibile da visualizzare. Nell'elemento <section> il blocco narrativo rappresenta il contenuto da visualizzare, mentre le *entries* rappresentano il contenuto strutturato processabile dai computer.

È poco utile in questa sede riportare la schematizzazione dello standard HL7 CDA (peraltro disponibile pubblicamente sui siti istituzionali); è materiale facilmente interpretabile da personale tecnico in grado di rappresentare, in maniera veloce ed efficiente, i risultati informatici attuali dei propri sistemi in risposte *XML* secondo la normativa HL7 CDA. Alla fine il risultato dovrebbe comunque somigliare a una cosa del genere:

```
<cd code="10153-2" codeSystem="LOINC" displayName="Past Medical History"/>
<txt>
<list>
<item><content ID="PMH1">Asthma</content></item>
<item><content>Hypertension</content></item>
<item><content>Osteoarthritis, right knee</content></item>
</list>
</txt>
<section>
<codedEntry>
<cd code="D2-00036" codeSystem="SNOMED" displayName="Asthma">
<originalText><reference url="#PMH1"/></originalText>
</cd>
</codedEntry>
</section>
```

Con dei semplici *tag* si può quindi rappresentare il dato destrutturato sullo stato di salute del paziente, comprese immagini, file PDF, ecc.. È evidente che occorre una certa preparazione su codici e terminologia, sulle identificazioni globali, sulle costrizioni che occorre imporre negli usi locali per essere sicuro che inviante e ricevente condividano lo stesso significato, masticare qualcosa sullo standard RIM HL7 ma, soprattutto, occorre rivedere i propri sistemi informatici e come questi hanno colloquiato finora con il mondo esterno.

Lo standard HL7 CDA è lo strumento giusto per evolvere e portare la Medicina di Laboratorio nell'era dell'*Health*, nell'interoperabilità in funzione del Fascicolo Sanitario Personale del cittadino. È bene ribadire che un singolo documento CDA non è un Fascicolo Sanitario; un documento CDA è un episodico momento di cura ed è analogo ai documenti cartacei, mentre il Fascicolo è analogo a un raccoglitore.

Nomenclatori medici

Lo SNOMED è il più ampio vocabolario strutturato dei termini tecnici usati in medicina. Tutti i sostantivi, gli aggettivi, gli eponimi e gli altri elementi componenti il linguaggio medico sono compresi in questa raccolta sistematica di nomi o nomenclatura. Ogni concetto elementare viene definito *termine* ed è individuato, nel linguaggio comune, da una o più parole (es. stomaco, orecchio destro, adenocarcinoma mucipado, ecc.). A ogni termine considerato in SNOMED viene assegnato un codice, che è la rappresentazione simbolica sintetica del concetto elementare.

Sono stati fissati dei grandi raggruppamenti logici dei concetti elementari e ogni termine è aggregato a uno solo di questi gruppi. I raggruppamenti sono definiti moduli e costituiscono le tracce principali entro le quali tutti i termini trovano una collocazione logica, a partire da concetti generali molto ampi per scendere a dettagli sempre più analitici. Tutte le parole usate nella formulazione delle diagnosi mediche rientrano in questo elaborato vocabolario, che è sorprendentemente efficace nella comunicazione diagnostica ma è molto meno adeguato quando si tratta di analizzare la frequenza o valutare la diffusione delle malattie nella popolazione o in un determinato territorio.

La schematizzazione simbolica delle diagnosi può essere utile per superare questa limitazione: il primo obiettivo della codifica sanitaria è appunto la standardizzazione del linguaggio medico per facilitarne l'analisi statistico-epidemiologica dei contenuti. Un sistema di codici accettati e verificati a livello internazionale permette lo scambio di informazioni indipendentemente dalla lingua in cui le informazioni stesse sono originariamente espresse. Si pensi a cartelle cliniche con le diagnosi codificate secondo un sistema internazionale, memorizzate su piccole schede: non importa quale lingua parlerà il medico, riuscirà comunque a capire cosa contiene la cartella. Un codice standardizzato in medicina è stato paragonato alla necessità di unità di misura omogenee per le scienze fisiche. Con l'avvento dell'informatica i codici diagnostici erano visti come un mezzo per facilitare l'input e compattare le diagnosi nelle cartelle computerizzate; oggi, che i problemi di spazio sui dischi non sono più pressanti, le diagnosi codificate sono indirizzate all'analisi dei problemi, al raggruppamento dei casi e alla gestione amministrativa (ad esempio i DRG).

In Italia la Società Italiana di Anatomia Patologica e Citodiagnostica (SIAPEC), l'Associazione Italiana Registri Tumori, assieme al Centro Collaboratore dell'OMS per le Classificazioni Internazionali con sede a Udine, col contributo della Regione Liguria e l'interesse di Lombardia ed Emilia Romagna hanno avviato un progetto per riunificare i numerosi vocabolari sparsi nei vari Servizi Sanitari Regionali.

Logical Observation Identifiers Names and Codes (LOINC)

Sviluppato dal *Regenstrief Institute For Health Care*, permette il movimento elettronico di dati clinici dai laboratori che li producono a ospedali e studi medici. Ogni LOINC record ha un codice che può essere usato nei messaggi in HL7. Inoltre il *Regenstrief Institute For Health Care* ha anche sviluppato una *utility* chiamata *Regenstrief LOINC Mapping Assistant* (RELMA) per facilitare la ricerca all'interno del database LOINC.

Classificazione malattie e ricoveri

DRG è l'acronimo di *Diagnosis Related Groups* (Raggruppamenti Omogenei di Diagnosi, ROD), ed è un sistema per la classificazione dei pazienti dimessi dalle strutture di ricovero. Tale sistema si fonda appunto sulla classificazione delle malattie, associate a un numero progressivo, e raggruppate in macrocategorie omogenee di diagnosi. Il raggruppamento in macrocategorie viene effettuato sulla base del consumo di risorse, della durata della degenza e del profilo clinico che le singole malattie richiedono, in modo tale che ciascuna macrocategoria contenga un gruppo di malattie che prevede un impiego omogeneo di queste variabili.

La classificazione per DRG si basa sulle informazioni contenute nella Scheda di Dimissione Ospedaliera (SDO) del paziente, e costituisce la base per il finanziamento erogato dalla regione alle Aziende Ospedaliere. Il Servizio Sanitario Nazionale (SSN), infatti, eroga i finanziamenti sulla base delle attività ospedaliere rilevate, remunerando le prestazioni mediante tariffe predeterminate associate ai singoli DRG.

Il sistema DRG è definito un sistema "isorisorse": ciò significa che esso descrive il livello di complessità dell'assistenza erogata secondo il principio che malattie simili, trattate in reparti ospedalieri simili, comportano mediamente lo stesso utilizzo di risorse, umane e materiali. In tal modo diviene possibile predire la quantità e il tipo di risorse impiegate per l'assistenza ai pazienti. L'attribuzione di ogni singolo caso rilevato dalla SDO a uno specifico DRG viene effettuata da un software apposito, il *Grouper*. Esso rileva la diagnosi principale dalla SDO e, in base a questa, sceglie la *Major Diagnostic Category* (MDC) appropriata. Successivamente raccoglie e valuta anche ulteriori informazioni relative a eventuali interventi chirurgici o procedure, insieme alle informazioni generali sul paziente relative a sesso, età, nonché allo stato al momento della dimissione e alle eventuali diagnosi secondarie. In base a queste informazioni, infine, attribuisce il DRG appropriato.

Uno dei vantaggi più evidenti del sistema DRG è che le informazioni necessarie all'attribuzione dei pazienti alle singole categorie sono ottenibili facilmente dal sistema informativo disponibile negli ospedali. Per questo motivo il sistema è stato adottato dal Ministero della Sanità, che può così reperire informazioni esaustive e qualitativamente valide in modo semplice e sicuro, basandosi sulla SDO, in uso negli ospedali già dal 1991 come parte integrante della cartella clinica e contenitore prezioso di tutte le informazioni sul paziente dalla sua accettazione alla dimissione. Al momento di valutare i finanziamenti da erogare agli ospedali viene valutato il peso relativo di ogni singolo DRG, vale a dire il grado di impegno di costi e di impegno clinico che ciascun DRG implica rispetto al costo medio standard per ricovero. La remunerazione per ciascun DRG è in genere direttamente proporzionale al suo peso ed è corrisposta in base a criteri predeterminati dal Ministero. Le tariffe dei singoli DRG sono poi fissate a livello regionale a partire dal costo medio dell'assistenza per tutti i pazienti appartenenti allo stesso DRG, in base quindi all'insieme delle prestazioni erogate. Le tariffe così determinate divengono un valido strumento di programmazione sanitaria regionale, in quanto contribuiscono a un'eventuale rimodulazione dell'indirizzo dell'attività ospedaliera in funzione di specifici obiettivi e priorità riscontrate.

Di seguito vengono riportati i principali riferimenti normativi relativi all'istituzione del sistema DRG:
- D. Lgs. 502: l'art. 5 di tale decreto introduce un nuovo sistema di finanziamento per le ASL e per le Aziende Ospedaliere, che si basa sulla remunerazione delle prestazioni erogate e richieste. Le modalità organizzative di funzionamento, finanziamento e controllo delle ASL sono definite dalle stesse Regioni;
- D. Lgs. 517/93: ha modificato l'art. 8 c. 5 del D. Lgs. 502/92, introducendo nel SSN un sistema di finanziamento delle attività basato sulla remunerazione delle prestazioni mediante tariffe determinate *a priori*;
- Decreto Ministeriale 15 aprile 1994: contiene le "Determinazioni dei criteri generali per la fissazione delle tariffe delle prestazioni di assistenza specialistica, riabilitativa e ospedaliera".

L'*International Classification of Diseases* (ICD) è un esaustivo catalogo delle diagnosi possibili, una lista sistematica che assomiglia all'indice di un grande trattato di medicina: il medico codificatore si orienta bene nella lista che ripropone la tassonomia conosciuta durante gli studi. Sebbene la codifica sia relativamente semplice, l'analisi dei dati codificati soffre di diverse limitazioni. Molti tipi di malattie si ripetono nelle diverse sedi del corpo, come la flogosi: gastrite

– infiammazione dello stomaco, polmonite – infiammazione del polmone, ecc. Ancora più calzante è l'esempio dei tumori.

Per ottenere una più precisa definizione del codice e una maggiore potenza di analisi si è pensato di scomporre i concetti medici in unità minime significative raggruppate secondo il tipo di malattia, la sede del corpo interessata, la procedura diagnostica o terapeutica usata ecc.

Applicazioni pratiche degli standard

Interscambio di documenti e referti – interoperabilità

Con il termine interoperabilità viene caratterizzata la capacità di due sistemi di lavorare insieme correttamente. Si può genericamente affermare che tra due applicazioni esiste interoperabilità rispetto a una specifica funzione quando un'applicazione può accettare i messaggi inviati dall'altra e fornire la funzione richiesta in modo appropriato e soddisfacente, senza l'intervento di un operatore esterno. Esempi di interoperabilità sono forniti dalle applicazioni di tipo *client/server*.

L'interoperabilità tra due applicazioni rispetto a una particolare funzione presuppone che:
- esista un sistema di trasmissione per lo scambio dei messaggi;
- sia condiviso il protocollo di comunicazione;
- sia condiviso il significato attribuito a ciascuna entità di informazione contenuta nel messaggio trasmesso;
- sia inviata una quantità di dati sufficiente per fornire la funzione richiesta;
- siano definite le modalità con le quali la funzione deve essere implementata.

L'interoperabilità così definita è una proprietà unidirezionale, limitata a una specifica funzione. In assenza di interoperabilità, la funzione richiesta può non essere disponibile o essere fornita solo in parte o con modalità diverse da quelle specificate. La piena interoperabilità può essere garantita solo se le due applicazioni rispondono conformemente per tutte le possibili funzioni richieste. Le risposte del sistema risultano conformi quando i risultati ottenuti e i metodi utilizzati per ottenerli corrispondono alle specifiche imposte.

Il problema di garantire l'interoperabilità nasce quando sistemi diversi devono essere integrati in un unico sistema complesso, superando le incompatibilità derivanti dalla presenza di applicazioni sviluppate indipendentemente o di tipo proprietario. Sono possibili diverse situazioni. La situazione più favorevole si presenta quando viene condiviso il significato attribuito alle entità di informazione e viene utilizzato lo stesso protocollo di comunicazione. Tale circostanza è generalmente associata a uno standard comune implementato da entrambe le parti. Quando viene condiviso solo il significato attribuito alle entità di informazione devono essere introdotte soluzioni adeguate per rendere possibile la comunicazione. La situazione più complessa si presenta quando vengono utilizzate entità di informazione diverse e protocolli di comunicazione incompatibili. Deve essere introdotto un modello di informazione comune, con adeguati meccanismi di conversione e opportuni messaggi condivisi per scambiare informazioni.

Con il termine di messaggio viene usualmente indicato il contenuto di una comunicazione scritta od orale tra le persone. Il contenuto della comunicazione tra due dispositivi elettronici è un messaggio elettronico che si compone di singole entità di informazione; ciascuna deve avere una struttura chiaramente definita, per esempio il messaggio può contenere un'immagine digitale per la quale occorre specificare se i dati della matrice di pixel sono ordinati per righe o per colonne. Un modello di informazione permette di rappresentare in modo molto efficace l'insieme di entità di informazione utilizzabili in un certo contesto, il significato di ciascuna e il tipo di relazioni esistenti. Due sistemi possono essere interoperabili solo se il significato attribuito al contenuto di un messaggio non cambia tra chi invia e chi riceve. Diventa quindi necessario condividere il significato delle entità di informazione, mentre non risulta necessario, e in molti casi neppure realistico, condividere i modelli di informazione. Inoltre, solo la struttura utilizzata per comunicare una particolare entità di informazione deve essere comune, mentre può essere diversa quella utilizzata per la sua memorizzazione (ad esempio non è richiesto l'impiego di uno stesso database). Il messaggio elettronico si compone di una sequenza di bit che, normalmente, non è progettata per essere compresa e manipolata da un utente, ma solo da un dispositivo elettronico, come i messaggi inviati a una stampante, che possono contenere sequenze di controllo senza alcun significato testuale diretto. In alcuni casi, il messaggio può risultare facilmente accessibile anche nel suo formato elettronico, come la sequenza di bit corrispondente alla sequenza di caratteri alfanumerici di un testo. La diverse possibilità di accedere a un messaggio dipendono dal suo formato e influenzano il tipo di funzionalità che possono essere implementate. I messaggi *Electronic Data Interchange* (EDI) sono formattati in modo da risultare facilmente manipolabili nella loro forma originale sia da persone che da dispositivi elettronici.

Diagnostica per immagini – RIS e PACS

Un dipartimento di radiologia presenta più flussi di informazione tra dispositivi per immagine (modalità) e sistemi RIS e PACS. Una configurazione tipica è quella in cui i flussi sono distribuiti nel modo seguente:
- *dal sistema RIS alle modalità*: vengono trasferite informazioni anagrafiche e amministrative relative al paziente che ha richiesto l'esame, e informazioni mediche relative alle procedure necessarie per il completamento dell'esame;
- *dalle modalità al sistema RIS*: vengono trasferite informazioni relative alle modalità di esecuzione e ai risultati prodotti da una procedura;
- *dalle modalità al sistema PACS*: vengono trasferite le immagini complete di tutte le informazioni relative al paziente, allo studio e alla procedura.

Rispetto al trasferimento al sistema RIS, l'immagine trasferita è completa di tutte le informazioni necessarie per la sua presentazione;
- *dal sistema PACS al sistema RIS e viceversa*: vengono trasferite informazioni necessarie per consentire l'accesso alle immagini, l'elaborazione dei referti e la gestione delle richieste di esame.

La gestione delle liste di lavoro è uno dei punti critici per l'integrazione, in parte dovuto alle diversità di impostazione tra gli standard utilizzati: DICOM e HL7. Nel modello DICOM una richiesta di esami si compone di una o più richieste di procedure, ciascuna delle quali viene eseguita in una o più fasi. Le liste di lavoro definite in DICOM includono tutte le fasi previste dalle procedure, suddivise per paziente. Gli elementi di servizio DICOM definiscono le funzioni necessarie per la gestione delle liste di lavoro e per la notifica dell'esecuzione di una fase di una procedura. Le liste di lavoro DICOM costituiscono un importante strumento per integrare le modalità nel flusso di lavoro dell'intero sistema. Tuttavia, ciò richiede che lo standard DICOM sia utilizzato anche dai sistemi RIS o HIS e per il flusso tra PACS e RIS.

Oggi la maggior parte dei produttori fornisce sistemi HIS o RIS basati su HL7 e l'interfaccia con una modalità richiede una traduzione da HL7 a DICOM. Le diversità nella terminologia utilizzata e nelle entità selezionate per rappresentare i processi reali contribuiscono a complicare la comunicazione tra HL7 e DICOM, in particolare nel gestire le richieste di esami e la produzione di referti. In realtà, esistono problemi di integrazione e interoperabilità anche a livello del medesimo standard. DICOM e HL7 permettono diversi livelli di implementazione e di scelta di parametri opzionali. Ogni tentativo di integrazione comporta soluzioni specifiche con lo sviluppo di interfacce dedicate tra le modalità e il sistema RIS e tra i sistemi RIS e PACS.

Laboratorio di analisi – LIS

Il flusso operativo delle operazioni effettuate in un laboratorio di analisi cliniche è suddiviso nelle fasi pre-analitica (pre-esame), analitica (esame) e post-analitica (post-esame), ciascuna delle quali contenente procedure specifiche per gli elementi essenziali del sistema qualità (Fig. 3.7).

La fase pre-esame, per l'accettazione della richiesta, la preparazione del paziente e la raccolta del materiale vede l'intervento di operatori con qualifiche professionali molto diverse, ciascuno con livelli discreti di autonomia: personale amministrativo, infermieri, medici, aiutanti generici, tecnici sanitari.

Nella fase analitica, ossia l'esecuzione materiale degli esami, con il trattamento del campione troviamo tecnici sanitari, operatori ausiliari, dirigenti (medici e non medici). La distribuzione delle funzioni è diversa da settore a settore. In emocitometria, ad esempio, i risultati analitici vengono in parte prodotti da tecnici e in parte da dirigenti, mediante l'interpretazione di laboratorio e, soprattutto, l'esame in microscopia. In batteriologia, analogamente, il

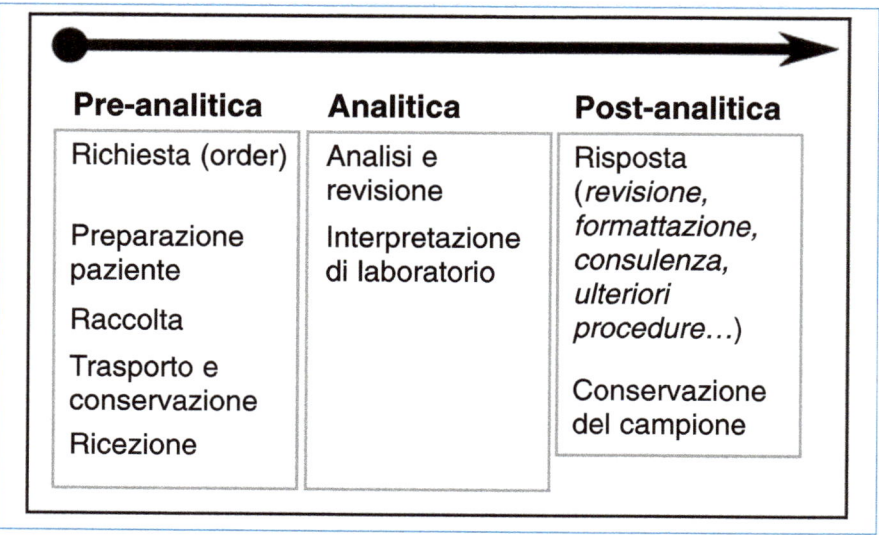

Fig. 3.7. Flusso operativo delle operazioni effettuate in un laboratorio di analisi cliniche

risultato finale è prodotto da una serie di operazioni condotte da tecnici e dirigenti in stretta connessione tra loro e con una parte di microscopia. Con l'avvento delle nuove generazioni di tecnici è possibile che questi quadri evolvano verso una maggiore omogeneità di qualifiche.

Nella fase post-esame (post-analitica) leggiamo in ISO 15189 testualmente: "I processi dopo l'esame includono la revisione, la formattazione e l'interpretazione sistematiche, l'autorizzazione per il rilascio, la stampa e la trasmissione dei risultati e lo stoccaggio dei campioni". Quindi sono ancora una volta impegnate figure diverse, sia amministrative per la parte di trasmissione dei risultati, sia tecnico-sanitarie per la conservazione dei campioni, sia infine mediche per la consulenza diagnostica sui risultati.

Il flusso informatico ripete il flusso operativo, con qualche complessità aggiuntiva. Nella fase pre-esame si producono, oltre alle richieste di analisi, informazioni per le operazioni amministrative (pagamenti, statistiche), per il prelievo e note aggiuntive per le stazioni analitiche o per il foglio della risposta. Richieste e risultati dei singoli esami attraversano le stazioni analitiche, e sono trattati essenzialmente da personale tecnico-sanitario. Il dirigente di turno nel settore ha la possibilità di siglare in blocco i risultati non segnalati e di approfondire lo studio su quelli identificati da segnali di allarme (*flag*: di acccettabilità, di patologia, *delta check*, di intervallo di riferimento). Il dirigente medico di turno alla validazione clinica ha la possibilità di fare altrettanto, estendendo il controllo ai risultati alfanumerici e alle note aggiuntive. L'ultimo passaggio consiste nel confezionamento della risposta, che viene rappresentata con un documento CDA HL7 il quale, una volta conservato nel *repository* aziendale (e/o nel Fascicolo Sanitario Elettronico del paziente), viene "renderizzato" per l'utente interno, nella forma di un documento PDF, o esterno, nella forma di un foglio cartaceo. In sostanza, le operazioni dei tecnici e dei dirigenti producono una "firma elettronica leggera" (ex comma 2 art. 5 Direttiva 1999/93/CE), mentre il documento PDF è autenticato con firma "elettronica qualificata" (ex DPCM 13/01/2004).

In conclusione, il flusso informatico nel laboratorio medico moderno, che applica le norme e i criteri della sicurezza informatica, sono paragonabili a quanto accade nel meccanismo della "catena di custodia". Per garantire la catena di custodia dei campioni con valore legale ogni operatore si identifica e firma la scheda di custodia, ognuno per le proprie funzioni. La firma non costituisce quindi una assunzione di responsabilità complessiva sulla prestazione, bensì una attestazione di "presenza", e perciò di corresponsabilità, sul risultato globale di chiunque abbia a qualsiasi titolo manipolato il materiale da analizzare o le informazioni che sono state prodotte. Il luogo comune, quasi un mito, che nel laboratorio medico un solo soggetto sia responsabile di ogni evento deve essere decisamente sfatato. Le attività sono sempre svolte in équipe e le responsabilità dei singoli operatori sono riferite esattamente alle operazioni compiute, per l'ambito di autonomia che dalle procedure viene loro concesso.

Il Fascicolo Sanitario Elettronico

Il documento di sintesi a cui sono finalizzati gli sforzi di standardizzazione descritti è il Fascicolo Sanitario Elettronico che, sotto varie denominazioni, è il cuore di qualsiasi sistema di *e-health* immaginabile. Esso raccoglie, conserva e rende disponibili le informazioni cliniche di ogni cittadino in un formato standard accessibile a tutti gli operatori coinvolti. Esaminiamo la proposta italiana, confrontandola poi con analoghe soluzioni di altri paesi.

Base di queste considerazioni è il documento "Strategia architetturale per la Sanità Elettronica" emanato nel marzo 2006 dal "Tavolo di lavoro permanente Sanità Elettronica delle Regioni e delle Province Autonome". Tale documento fornisce una strategia architetturale di riferimento per il Sistema Nazionale della Sanità Elettronica, ponendo l'Italia in linea con gli obiettivi e le realizzazioni nell'ambito dell'Unione Europea e dei Paesi avanzati. La visione architetturale è stata affrontata considerando alcuni requisiti necessari:
- deve permettere la disponibilità delle informazioni cliniche dell'assistito da ogni punto del territorio;
- deve, al contempo, rispettare l'architettura federata del Sistema Sanitario Nazionale utilizzandola come risorsa;
- deve avere un grado di sicurezza elevato e poter rispettare la legislazione sulla privacy;
- deve avere un livello elevato di affidabilità/disponibilità (24 ore su 24 per 7 giorni su 7);
- deve avere una struttura modulare che permetta un'implementazione progressiva sul territorio e che sia, inoltre, resistente all'obsolescenza;

- deve avere la minima invasività possibile rispetto ai sistemi esistenti in modo da salvaguardare gli investimenti fatti;
- deve utilizzare standard aperti.

Il documento costituisce quindi una prima linea di indirizzo finalizzata alla realizzazione dell'architettura per la Sanità Elettronica condivisa all'interno del Tavolo di Sanità Elettronica (TSE) e si colloca nella parte alta del suo processo di specifica. In particolare, i primi ambiti di specifica tecnica da realizzare successivamente, in ambito TSE, saranno:
- le regole di cooperazione atte a definire le modalità, i contenuti e gli ambiti dell'interscambio di informazioni tra gli attori istituzionali coinvolti in ambito sanitario (ad esempio le Regioni);
- i profili di sicurezza e di privacy che mappino sia gli aspetti tecnologici che i requisiti derivabili dalla normativa vigente, e che quindi definiscano in modo appropriato sia le informazioni che gli attori che possono trattare in base alla normativa, sia i livelli di sicurezza minimi accettabili per i sistemi federati.

Esse saranno supportate dall'analisi e dalla modellazione dei casi d'uso che struttureranno l'insieme degli scenari operativi del sistema complessivo (*business model*). Tali successive specifiche contribuiranno alla realizzazione di un'Infrastruttura di Base della Sanità Elettronica (IBSE) interoperabile sia a livello nazionale che, in futuro, a livello europeo. Le nuove opportunità generate dall'evoluzione della tecnologia, insieme alla spinta per un migliore livello di servizio, hanno permesso di lanciare negli ultimi anni, in larga parte dei Paesi avanzati, ampi programmi per la creazione di infrastrutture di sanità elettronica a livello nazionale e sovranazionale.

Parallelamente prosegue la definizione di standard per l'interoperabilità di cui abbiamo ampiamente parlato nei paragrafi precedenti. Con la realizzazione di un sistema di Sanità Elettronica, gli strumenti dell'*Information and Communication Technologies* (ICT) sono utilizzati nella pratica medica per scambiare le informazioni tra professionisti, lasciandone comunque il controllo all'assistito. È importante sottolineare che per parlare di Sanità Elettronica non è sufficiente disporre di applicazioni informatiche *stand alone*, ma è necessario che le applicazioni siano tra loro interoperabili e permettano quindi l'effettivo passaggio delle informazioni tra attori, senza interruzioni. Con la realizzazione di un'infrastruttura di Sanità Elettronica viene progressivamente realizzato un dominio sistematico, dove gli operatori sanitari sanno come agire e che abilita nuove possibilità di conoscenza, accesso e manipolazione dei dati clinici elevando la qualità professionale del loro lavoro e generando nuove possibilità di servizio all'assistito. In questo senso, la Sanità Elettronica non va ridotta a una mera opportunità di ottimizzazione permessa dagli indubbi vantaggi di riduzione degli errori e di risparmi. Ragionare in questi termini implica sottovalutare l'impatto delle tecnologie ICT e mettere a rischio la loro effettiva implementazione. La digitalizzazione notoriamente opera non solo nei termini tradizionali di automazione delle procedure della vecchia informatica degli anni '70, ma opera profondamente nel dominio a orientamento professionale degli operatori fornendo loro, primariamente, nuove opportunità professionali. Solo se la progettazione ha riguardo per questi aspetti può avere successo. Se si realizzano sistemi unicamente orientati alla semplice ottimizzazione tecnologica delle procedure e al risparmio, senza un chiaro e visibile orientamento agli attori coinvolti, il sistema sarà portato al fallimento. Dato lo scopo del documento, tuttavia, metteremo in larga parte fra parentesi gli aspetti organizzativi e culturali che sono ovviamente inscindibili dal processo di sviluppo della tecnologia del sistema. Ci limiteremo, per ora, a considerare le sole tecnologie abilitanti all'Infrastruttura di Base della Sanità Elettronica (IBSE).

La realizzazione di un'infrastruttura di base di questo tipo è infatti un prerequisito per ogni sistema di Sanità Elettronica. Il nostro obiettivo, con una metafora, è realizzare la "rete vascolare" che abiliti la possibilità stessa della Sanità Elettronica, permettendo di far fluire le informazioni vitali dove necessario per l'assistito. Come vedremo, sono anche previsti alcuni strumenti al fine di poter supportare in modo organizzato la realizzazione e l'evoluzione, e ovviamente l'interoperabilità, di applicazioni in merito ai quali, parallelamente, vanno coinvolti gli attori primari del sistema.

Il cuore di un'Infrastruttura di Base della Sanità Elettronica consiste quindi in un efficace *routing* delle informazioni dell'assistito tra gli attori autorizzati del sistema. Il concetto chiave per realizzare questo è il Fascicolo Sanitario Elettronico (FSE), nel quale vengono raccolti gli eventi sanitari dell'assistito mano a mano che vengono generati. È importante sottolineare che l'FSE non va visto, concettualmente, come un database. Storicamente è stato concepito in questo modo in quanto le basi di dati monolitiche erano il concetto chiave delle vecchie architetture (monolitiche) ed erano inizialmente l'unico modello disponibile. Tuttavia, questa concezione è inadeguata dal punto di vista realizzativo e non corrisponde ai requisiti base della Sanità Elettronica. Infatti vi sono:
- una molteplicità di attori che creano le informazioni e di cui ne rimangono responsabili (secondo competenze distinte);
- una molteplicità di attori che utilizzano le informazioni (secondo le autorizzazioni e in modo non del tutto prevedibile nei dettagli);
- una molteplicità di usi dei dati (primari e secondari).

Le architetture oggi permettono, in questo contesto, l'uso di concetti più avanzati e adeguati. Il problema di un Fascicolo Sanitario Elettronico non è solamente raccogliere i dati dell'assistito ma portare le informazioni agli attori coinvolti nella cura ogni volta che queste sono necessarie. Questo concetto ci permette di fare un'importante distinzione tra i meccanismi di *routing* informativo e le applicazioni che producono ed elaborano tali informazioni. Il disaccoppiamento tra il servizio di distribuzione (*routing*) delle informazioni e le applicazioni permette di dare una maggiore flessibilità e robustezza architetturale al sistema, dando la possibilità alle applicazioni di evolvere senza che questo abbia seri impatti sull'architettura del sistema complessivo. La Figura 3.8 mostra un

PROGETTI	ASPETTI POSITIVI	ASPETTI NEGATIVI
NHS Spine (UK):	■ orientato all'offerta di servizi (es. e-Booking, e-Prescription, ecc.)	■ architettura centralizzata (a livello nazionale/regionale, duplicazione dei dati)
NICTIZ (Olanda):	■ uso di metadati per localizzare i dati clinici ⇨ maggiore flessibilità ■ architettura distribuita	■ possibile overhead nello scambio di dati (l'indice ha sempre anche il compito di intermediario)
EHRS (Canada):	■ architettura distribuita	■ no metadati, allo stato attuale è necessario duplicare i dati ⇨ incoerenza dei dati
Profilo IHE XDS	■ uso di metadati per localizzare i dati clinici ⇨ maggiore flessibilità ■ indice centralizzato	■ comunicazione esclusivamente intra-distrettuale (non scalabile con le correnti specifiche ebXML 2.0)
IBSE (ITALIA):	■ uso di metadati per localizzare i dati clinici ⇨ maggiore flessibilità ■ architettura e indice distribuito ■ orientato all'offerta di servizi	■ possibile overhead nello scambio di dati (affrontato dall'approccio decentralizzato dell'indice)

Fig. 3.8. Confronto tra i progetti di Sanità Elettronica dei Paesi avanzati

confronto tra la proposta italiana (IBSE) e le più importanti proposte internazionali, evidenziandone gli aspetti positivi e negativi.

Conclusioni

La gestione elettronica dell'informazione permette di estendere e potenziare le capacità di archiviare, consultare, ricercare, elaborare e trasferire dati anche molto diversi (testo, suono, immagini, ecc.). I risultati sono ottenuti automaticamente, facilmente, rapidamente e fedelmente senza dover spostare le persone, con un risparmio immediato di tempo e risorse e con una maggiore disponibilità di informazioni utili per fornire la migliore assistenza possibile. Tale approccio facilita l'integrazione dei processi, con potenziali effetti positivi anche per le aziende sanitarie, per la gestione clinica e amministrativa, per le attività di diagnosi e cura e per la ricerca medica. In questa prospettiva, costituisce un elemento propulsore del rinnovamento dei servizi esistenti e dello sviluppo di servizi innovativi.

Questo capitolo ha in fondo rappresentato quanto sia importante "parlare la stessa lingua" nell'ambito dello sviluppo di applicazioni software, in particolare quando i dati trattati riguardano lo stato di salute dei pazienti. La lingua a cui mi riferisco è chiaramente l'insieme di standard che sono stati descritti, purtroppo ancora troppo poco applicati nella realtà, specialmente in Italia. Abbiamo visto che gli standard vengono suddivisi in tre categorie – norme volontarie, standard *de facto*, regole imposte dalle autorità – e tre campi di applicazione – informatica e telematica in generale, informatica sanitaria, dati clinici –. Ogni applicazione informatica deve obbedire alle regole imposte dalle autorità, deve scegliere gli standard *de facto* in informatica e telematica più promettenti per il prossimo futuro, può uniformarsi alle norme volontarie in informatica sanitaria. Tutto questo finalizzato a raggiungere un solo obiettivo: l'interoperabilità delle applicazioni sanitarie. Gli standard più utilizzati sono certamente DICOM e HL7, a cui si aggiungono alcuni nomenclatori che associano denominazioni univoche agli stessi concetti, il tutto integrato da una "grammatica", IHE, e un metalinguaggio di trasporto, XML, che consente, tramite trasformazioni successive, rappresentazioni su media diversi del contenuto informativo, come vedremo nel capitolo successivo.

Riprendiamo il concetto di *interoperabilità*, ossia la capacità di due applicazioni informatiche di dialogare utilizzando una lingua comune. Per apprezzare appieno la necessità di un tale requisito mettiamoci nei panni di un responsabile informatico di una azienda sanitaria pubblica: a meno di non sviluppare tutto il sistema informativo in proprio, dovrà acquistare da terzi una serie di procedure informatiche facendo delle gare d'appalto. Queste procedure dovranno necessariamente parlare tra loro, e da qui lo sviluppo di programmi di conversione e migrazione dei dati tra un prodotto e l'altro. Poi installazioni, addestramento, modifiche normative. Appena il tutto sembra funzionare si riparte. Nella normativa ci sono dei vincoli che limitano nel tempo l'utilizzo di servizi della stessa azienda fornitrice, i rinnovi o le proroghe. Quindi nuova gara, nuovo fornitore e si ricomincia. Un puzzle infinito di complessità proporzionale a quanti servizi si vogliono automatizzare. Se tutti parlassero la stessa lingua le tessere del puzzle si potrebbero sostituire con altre che offrono gli stessi servizi minimizzando l'impatto sull'intero sistema. Si può genericamente affermare che tra due applicazioni esiste interoperabilità rispetto a una specifica funzione quando un'applicazione può accettare i messaggi inviati dall'altra e fornire la funzione richiesta in modo appropriato e soddisfacente, senza l'intervento di un operatore esterno.

Attualmente questi concetti di standardizzazione e di interoperabilità tra sistemi diversi sono molto sfruttati per attivare funzioni che permettano di far cooperare i diversi sistemi informativi delle aziende sanitarie preservandone l'indipendenza e l'autonomia, tanto che il Dipartimento per l'Innovazione e le Tecnologie della Presidenza del Consiglio dei Ministri ha emanato, in occasione del piano di *e-government*, le specifiche tecniche per la cooperazione applicativa sulla Rete Nazionale. Dal punto di vista tecnologico, l'approccio del Dipartimento per l'Innovazione e le Tecnologie coincide con quello definito a livello europeo dal progetto della Comunità Europea *e-gov* (programma IST 1998-2002).

Il modello adottato è quello federativo dove, al contrario di quanto accade in un modello gerarchico, tutti i sistemi sono in posizione paritetica e non esistono sistemi centralizzati che ne accorpino le funzionalità, bensì esclusivamente servizi centralizzati di supporto alla cooperazione. Questa soluzione si basa sui principi di non intrusività, scalabilità, flessibilità e standardizzazione. La non intrusività va intesa come la possibilità di far dialogare tra loro due sistemi diversi senza alterarne le modalità di funzionamento di base. Ciascun sistema deve quindi poter continuare a funzionare come in precedenza, fatta eccezione per l'aggiunta di funzionalità esterne in grado di trasformarne le funzioni proprie in servizi erogabili ad altri sistemi secondo modalità e standard predefiniti. Poiché la trasformazione da funzione interna a servizio erogabile è comunque propria di ogni specifico sistema, ne consegue che i sistemi che si possono collegare tra loro sono, in astratto, infiniti e che il modello può quindi considerarsi a scalabilità infinita. La definizione è ovviamente teorica, dipendendo le soluzioni operative da molti fattori, quali ad esempio la connettività fisica.

La variabilità dei sistemi connessi e connettibili, per diventare flessibilità di sistema, deve essere accompagnata da strumenti di configurazione e monitoraggio che consentano di poter facilmente gestire la comunicazione e i servizi erogati. La flessibilità e la conseguente strumentazione citata vanno intese anche come possibilità di modifica dinamica del sistema, ovvero come possibilità di effettuare modifiche a sistema funzionante.

Come già detto a proposito della non intrusività, l'elemento che consente ai sistemi di interoperare è il processo di standardizzazione e di conversione reciproca dei diversi linguaggi utilizzati. La standardizzazione riguarda più aspetti del sistema e deve essere definita in ogni sua componente. Nel caso dell'interoperabilità tramite messaggi la standardizzazione riguarda, per esempio, il messaggio in termini di forma, imbustamento, indirizzamento, contenuto, servizio, ecc.

Sempre facendo riferimento alle specifiche tecniche della Rete Nazionale, l'elemento tecnologico centrale per la cooperazione applicativa è rappresentato dalla Porta di Dominio. Da un punto di vista fisico, la Porta di Dominio può essere considerata una componente infrastrutturale della Rete: un'interfaccia nota a tutto il sistema per l'accesso alle risorse applicative. È bene sottolineare che la Porta di Dominio fa parte, prima di tutto, del modello organizzativo della Rete e che, come tale, essa trova collocazione nella progettazione concettuale piuttosto che in quella logica o fisica. In particolare, a livello concettuale esiste una sola porta per ogni dominio, che rappresenta la somma di tutti gli apparati preposti all'accesso delle risorse del dominio stesso. Dal punto di vista dell'architettura applicativa, la Porta di Dominio può essere vista come un adattatore, che consente ai sistemi informatici esistenti, o comunque realizzati in base alle esigenze del dominio specifico, di affacciarsi sulla Rete e partecipare all'interscambio telematico delle informazioni.

I progetti attivi in questo momento (SPICCA in Campania, IESS in Veneto) mirano fortemente a far funzionare lo scambio di informazione per garantire un livello omogeneo di erogazione dei servizi ma non approfondiscono le modalità di archiviazione dei dati interessati, lasciandoli all'interno dei sistemi informativi che li trattano direttamente. È il momento di introdurre un nuovo concetto: *Persistenza*. La persistenza è la proprietà che consente ai dati sanitari

Conclusioni

di sopravvivere alle applicazioni che li hanno generati, semplice ma "vitale", nel senso letterale del termine. Un referto radiologico, i risultati di un insieme di analisi cliniche devono essere accessibili anche se il programma con il quale sono trattati e gestiti smette di funzionare, o è stato sostituito da quello di un nuovo fornitore. Ciò è possibile se, e solo se, il documento è conforme a uno standard. La standardizzazione consente a documenti di fonti diverse di far parte di *repository* (fascicoli sanitari personali) su base territoriale, in cui sono conservati, indipendentemente dalla struttura sanitaria e dai software che li ha raccolti. La conservazione di tali documenti in forma esclusivamente digitale (dematerializzazione) è divenuta negli anni sempre più necessaria: da un punto di vista clinico, con il rapido accesso a tutti gli approfondimenti diagnostici precedenti, da un punto di vista organizzativo, con la razionalizzazione e l'ottimizzazione di risorse umane e tecnologiche, da un punto di vista medico-legale, con la totale disponibilità nella Struttura della documentazione originale immodificabile. Concludiamo con un esempio che ci illustra l'utilizzo degli standard.

Di seguito, infine, riportiamo la descrizione del flusso di informazioni che si è creato in occasione di una indagine radiologica realmente eseguita, in quanto riteniamo che costituisca un valido esempio di utilizzazione degli standard.

Un'applicazione in accettazione (ADT/*order filler*) consente all'operatore di compilare una pagina e di memorizzare i dati. Per proseguire nel processo questa applicazione deve comunicare con l'applicazione che gestisce la radiologia (RIS) inviando un messaggio. Per semplicità osserviamo nella Tabella 3.2 solo la parte del messaggio che definisce i dati anagrafici del paziente.

Tabella 3.2. Parte del messaggio relativo ai dati anagrafici del paziente

```
<Assistito>
    <CodiceRegione>150</CodiceRegione>
    <CodiceASL>105</CodiceASL>
    <CodiceIndividuale>0000012345</CodiceIndividuale>
    <Cognome>AMATO</Cognome>
    <Nome>FRANCESCO</Nome>
    <DataNascita>19640314</DataNascita>
    <Sesso>M</Sesso>
    <Indirizzo> VIA xxxxxxx, 999, 9x </Indirizzo>
    <ComuneResidenza> xxxxxxxx </ComuneResidenza>
    <Provincia>xx</Provincia>
    <Telefono>999.9999999</Telefono>
    <CodiceFiscale> MTAFNC64C14E329D <CodiceFiscale>
</Assistito>
```

I *tag*, definizioni dei dati tra < e >, sono stati "inventati" dalla procedura di accettazione e potrebbero essere incomprensibili ad altre procedure pertanto, al fine di poter comunicare con altre applicazioni, li standardizziamo, traducendoli in HL7, come mostrato nella Tabella 3.3. Fondamentalmente abbiamo solo modificato i metadati, cioè il modo in cui definiamo le informazioni, non le informazioni contenute. Lo schema illustrato nella Figura 3.9 ci aiuterà a seguire il flusso delle informazioni. Una volta acquisite dall'applicazione che gestisce la radiologia, le informazioni sono disponibili per il passo successivo.

L'apparecchiatura radiologica (modalità) chiede all'applicazione la lista di lavoro (*worklist*) con una interrogazione in standard DICOM e, ottenuta la risposta, valorizza la parte testuale (*header*) di ogni immagine prodotta. La Tabella 3.4 riepiloga le variazioni attraverso gli standard.

Tabella 3.3. Parte del messaggio HL7 (ADT) relativo ai dati anagrafici del paziente

```
<PID>
    <PID.3>
        <CX.1>150</CX.1>
        <CX.2>105</CX.2>
        <CX.4>0000012345</CX.4>
    </PID.3>
    <PID.5.LST>
        <PID.5>
            <XPN.1>AMATO</XPN.1>
            <XPN.2>FRANCESCO</XPN.2>
        </PID.5>
    </PID.5.LST>
    <PID.7>19640314</PID.7>
    <PID.8>M</PID.8>
    <PID.11.LST>
        <PID.11>
            <XAD.1>VIA xxxxxxxx</XAD.1>
            <XAD.3>xxxxxxx</XAD.3>
            <XAD.4>xx</XAD.4>
        </PID.11>
    </PID.11.LST>
    <PID.13.LST>
        <PID.13>
            <XTN.1>999.9999999</XTN.1>
        </PID.13>
    </PID.13.LST>
    <PID.18>
        <CX.1>MTAFNC64C14E329D</CX.1>
    </PID.18>
</PID>
```

Conclusioni

Tabella 3.4. Riepilogo trasformazioni del messaggio attraverso gli standard

Accettazione	HL7 - SEGMENTO PID							DICOM	
Campi	SEQ	LEN	DT	OPT	RP/#	TBL#	ITEM#	Element name	TAG	Dati
Codice Regione Codice ASL										
Codice Individuale	3	20	CX	R	Y		00106	Patient Identifier List	0010,0020	150 105 0000012345
Cognome Nome	5	48	XPN	R	Y		00108	Patient Name	0010,0010	Amato Francesco
Data Nascita	7	26	TS	R2			00110	Date/Time of Birth	0010,0030	19640314
Sesso	8	1	IS	R		0001	00111	Sex	0010,0040	M
Indirizzo										
Comune Residenza Provincia	11	106	XAD	R2	Y		00114	Patient Address	0010,1040	Via xxxxxxxx xxxxxxxx xx
Telefono	13	40	XTN	P	Y		00116	Phone Number	0010,2154	999.9999999
Codice Fiscale	18	20	CX	R			00121	Patient Account Number	0010,1000	MTAFNC64...

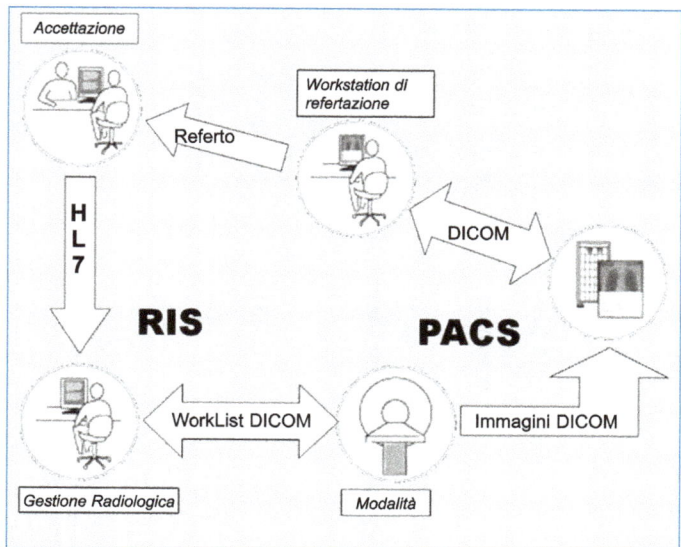

Fig. 3.9. Flusso delle informazioni

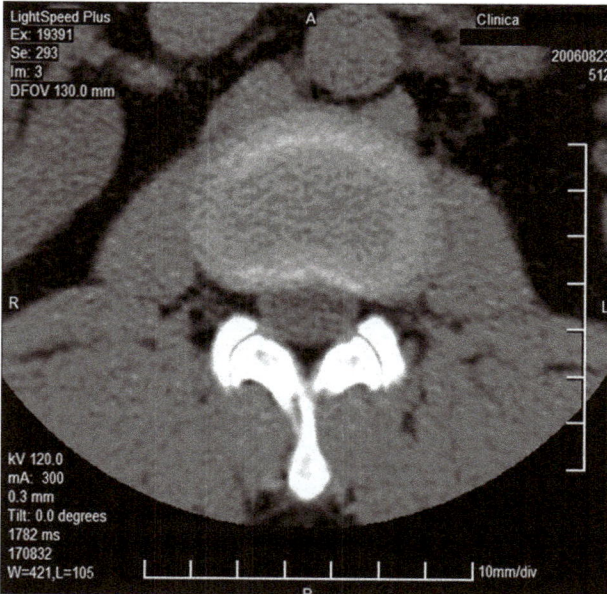

Fig. 3.10. Dati anagrafici in un'immagine DICOM

La modalità restituisce le immagini in formato DICOM, che contengono le informazioni acquisite dalla *worklist*, come mostrato in Figura 3.10, all'applicazione che ne consente la visualizzazione e l'archiviazione (PACS). Il radiologo le osserva e redige il referto testuale conservando i dati acquisiti in accettazione (Fig. 3.11).

CLINICA xxxxxxxxxxxxxxxxx
Via xxxxxxxxxxxxxxxxxxxxxx
xxxxxxxxxxxxxxxxxxxxxxxxxxxx

Sig. AMATO FRANCESCO, Maschio, - 14/03/1964
Via xxxxxxxxxx,xxx - Xxxxxxxx - **ASL CE/2**
Tel. 999.9999999999
N° Reg. 12345

Esame:

TAC LOMBARE S3/L1

```
Assenza di lesioni ossee strutturali a focolaio
Atteggiamento scoliotico sinistro convesso lombare.
Non segni radiologici di artrite o di artrosi.
Riduzione dello spazio intersomatico L5-S1, con
ipolordosi lombare ( discopatia ).
```

Data Prestazione: 23/08/2006

il Radiologo
dott. Xxxxxxx Xxxxxxx

Fig. 3.11. Dati anagrafici nel referto finale

Una nuova frontiera, raggiungibile non appena la diffusione delle immagini diagnostiche sarà esclusivamente digitale, è il *referto strutturato*, che si presenta come un ipertesto che contiene i riferimenti alle immagini rilevanti nella visualizzazione che hanno consentito al radiologo di formulare la diagnosi. Esaminando un referto strutturato troveremo quindi i dati anagrafici del paziente, il tipo di esame eseguito, le notizie anamnestiche, i reperti derivanti dalle immagini diagnostiche, le immagini stesse e infine le conclusioni, oltre a una codifica della patologia di interesse. Il tutto in un formato standard interoperabile e, quindi, fruibile da un altro applicativo informatico che ne supporti la creazione e la lettura, e archiviabile in formato DICOM in un sistema PACS.

Questo esempio è tipico di un flusso di lavoro strutturato (*workflow*) ed è ben descritto in uno dei profili IHE. È la dimostrazione di come, utilizzando applicazioni e apparati diversi di fornitori diversi, e rapidamente intercambiabili (accettazione, RIS, apparecchiatura radiologica e PACS), si possano mantenere le informazioni avendo in comune gli standard di comunicazione.

Siti Internet di maggiore interesse

American College of Radiology (DICOM): http://medical.nema.org
American National Standards Institute: http://www.ansi.org
American Society for Testing and Materials: http://www.astm.org
European Committee for Electrotechnical Standardization: http://www.cenelec.eu
European Committee for Standardization: http://www.cen.eu
Health Level 7: http://www.hl7.org
Healthcare Information and Management Systems Society (HIMSS): http://www.himss.org
Integrating the Healthcare Enterprise: http://www.ihe.net
International Standards Organisation: http://www.iso.org
Radiological Society of North America: http://www.rsna.org
World Wide Web Consortium (W3C): http://www.w3.org

Capitolo 4

Rappresentazione dei dati su *media* diversi

Agostino Natale

L'informazione come bene primario

L'informazione è il bene di maggior valore esistente al mondo. Le persone, gli enti, gli uffici pubblici e le aziende vivono di informazioni. In qualunque forma appaiano, esse costituiscono l'asse portante su cui si basano la comunicazione e le conoscenze. I documenti consentono di scambiare dati di qualunque genere, dalle caratteristiche di un prodotto alle buste paga dei dipendenti, dai contratti di vendita ai manuali di qualità, dai dati della cartella clinica di un paziente ai suoi esami diagnostici e così via. Pertanto, è evidente quanto la corretta gestione dei documenti, anzi del contenuto informativo dei documenti, sia fondamentale. Questa tipologia di problema non poteva non coinvolgere il settore dell'informatica, che ha lo scopo proprio di automatizzare l'archiviazione e la presentazione delle informazioni in varie forme. Più in generale, il problema riguarda la diffusione dei contenuti informativi attraverso i vari *media* che la tecnologia ha via via reso disponibili.

Ma che cosa significano i termini "dato", "informazione", "mass media"? In informatica un dato, dal latino *datum*, che letteralmente significa fatto, è una descrizione elementare, spesso codificata, di una cosa, di una transazione, di un avvenimento o altro. L'elaborazione dei dati secondo regole tipiche di un determinato contesto genera conoscenza, ovvero informazione. Quindi l'informazione non è null'altro che un'elaborazione ragionata dei dati grezzi.

I mezzi di comunicazione di massa, talvolta citati anche con il termine in lingua inglese *mass media* o semplicemente *media*, sono gli strumenti tecnologici attraverso i quali è possibile indirizzare l'informazione, e più in generale la conoscenza, verso una pluralità di destinatari indistinti. Inizialmente con *mass media* si faceva sostanzialmente riferimento a giornali, radio e televisione (*media* tradizionali); ora a questi si sono aggiunti i *new media*. Infatti, la forte espansione di internet e delle tecnologie a esso collegate, nonché dei personal computer, ha consentito di gestire la conoscenza in modo diverso rispetto al passato. I tempi di consegna e consumo di informazioni si sono accorciati tremendamente, non è più necessario attendere giorni o settimane per poter ricevere un documento, ma lo si può fare quasi istantaneamente attraverso la rete e con pochi strumenti informatici di basso costo. Internet e computer consentono una tipologia di comunicazione tipica dei nuovi *media*, e cioè né *one-to-one* né *one-to-many*, ma addirittura *many-to-many*. Attualmente in questo contesto, per alcuni, anche i telefoni cellulari sono da considerare strumenti di comunicazione di massa, in quanto e nella misura in cui sono utilizzati, per esempio attraverso SMS e MMS, per veicolare conoscenza verso una pluralità di individui.

Ultimamente, più che di uso dell'informazione si parla sempre più della multicanalità di fruizione della stessa, ovvero fruizione di medesimi contenuti su piattaforme (infrastrutture hardware/software) con diversa capacità rappresentativa. È sempre più evidente il bisogno di trasmettere informazioni usando una sinergia di *media*, facendo in modo che l'utente finale dell'informazione possa riceverla attraverso il mezzo che in un determinato luogo, in uno specifico momento, gli sia più comodo e conveniente.

I *media* tradizionali

Per molto tempo l'unico *media* (o *medium*) efficacemente utilizzato per le comunicazioni di massa è stata la carta. La carta stampata poteva mettere in contatto persone lontanissime fra loro, ovvero coloro che possedevano le informazioni e gli utenti che in qualche modo le richiedevano. Per molti secoli non sono cambiati gli elementi di base della comunicazione: qualcuno che ha qualcosa da dire e qualcun altro che vuole leggere/ascoltare.

Ciò che è cambiato drasticamente, soprattutto negli ultimi dieci anni, è quello che si trova tra questi due attori. Televisione e radio, che agli inizi sembravano forti concorrenti del mezzo di comunicazione di massa più antico, hanno trovato presto una buona sinergia con la carta. Il documento stampato, sequenza ordinata di testi e immagini statiche, ha poco da condividere col dinamismo audio-video della televisione o con il suono della radio. I *media* tradizionali sono sempre stati caratterizzati dal concetto di trasmissione delle informazioni "da uno a molti", e ciò vale sia per i quotidiani sia per le trasmissioni radiotelevisive. In aggiunta a tale caratteristica, prima dell'avvento della televisione via satellite, tutti i *media*, anche se definiti "di massa", avevano caratteristiche locali e difficilmente erano capaci di valicare i confini nazionali.

L'invenzione dell'ipertesto, che è una peculiarità di internet, la grande diffusione a livello mondiale dei personal computer e l'evoluzione del *networking*, con reti sempre più performanti e veloci, hanno però introdotto nei primi anni '90 una stravolgente novità. La precisione e la potenza del testo scritto, abbinate alle immagini, sono state finalmente arricchite di dinamismo attivo, che consente all'utente di creare percorsi di lettura personalizzati.

In molti ambiti la sola carta comincia a stare stretta! È difficile da distribuire, soprattutto su grandi distanze, ha un costo di produzione non irrilevante e non può essere aggiornata. Insomma, alcune sue caratteristiche che l'avevano resa prodigiosa nei secoli passati la rendono ora incompleta, se paragonata alle invenzioni oggi messe a disposizione dall'*Information and Telecomunication Technology* (ICT).

I *new media*

I nuovi *media* sono quei mezzi di comunicazione di massa sviluppatisi posteriormente alla nascita dell'informatica e correlati a essa. Tali strumenti vengono definiti "nuovi *media*" nella misura in cui vengono usati come mezzi di comunicazione di massa (*one-to-many*), o comunque su larga scala. I nuovi *media* hanno in comune l'uso del computer o di altri sistemi digitali e hanno una forte interattività di fruizione dei contenuti. I *new media*, come mezzo di comunicazione di massa, sono: CD, DVD, siti web, e-mail, blog, gruppi di discussione, internet. Noi ci soffermeremo solo su quest'ultimo come collante universale in grado di veicolare contenuti informativi a varie piattaforme hardware/software dislocate geograficamente ovunque.

Internet sta assumendo un ruolo sempre più importante come fonte di informazione primaria a discapito della carta stampata e, più in generale, dei *media* tradizionali. Nonostante ciò anche internet ha da dei limiti inerenti le informazioni in essa reperibili. Infatti la maggior parte delle informazioni è generalmente codificata sotto forma di pagine HTML (linguaggio composto da marcatori detti in gergo *tag*), e questo linguaggio di *markup* consente solo di gestire la formattazione delle informazioni per la loro presentazione sui browsers, cioè stabilisce in modo statico la parte relativa al contenuto del documento che si vuole visualizzare e la parte relativa alla presentazione in *output* dei dati contenuti nella pagina web.

Attualmente questo approccio, con il *Web 2.0*[1] e le *Rich Internet Application* (RIA)[2], non è più utile poiché l'utente si aspetta di poter interagire in modo dinamico e personalizzato con il sistema, ricevendo in ogni momento una vista personalizzata dei contenuti in funzione delle proprie esigenze e del tipo di browser utilizzato. Per la maggior parte dei dispositivi (telefonini WAP, Smartphone, PDA, ecc.) la presentazione in HTML non è funzionale, viste le

---

[1] Il Web 2.0, da un punto di vista strettamente tecnologico, è del tutto equivalente al Web 1.0, in quanto l'infrastruttura di rete continua a essere costituita da TCP/IP e HTTP e il meccanismo ipertestuale è ancora il concetto base delle relazioni tra i contenuti. La differenza, più che altro, sta nell'approccio con il quale gli utenti si rivolgono al Web, che passa fondamentalmente dalla semplice consultazione (seppure supportata da efficienti strumenti di ricerca, selezione e aggregazione) alla possibilità di contribuire, popolando e alimentando il Web con propri contenuti

[2] Applicazioni web che, per interfaccia e funzionalità, si avvicinano ai tradizionali programmi desktop

ridotte dimensioni del loro schermo. La soluzione trovata è stata quella di separare il contenuto informativo dalla sua presentazione, o visualizzazione, usando al contempo un linguaggio più adatto a veicolare i contenuti su terminali di ridotte dimensioni. La separazione dell'interfaccia utente dalla logica operativa di un programma è una regola presente già da tempo nella programmazione ma la possibilità, rivelatasi molto utile, di definirla tramite un linguaggio di marcatura aggiunge un livello di astrazione in più.

Per ottenere questo risultato è stato sviluppato il meta-linguaggio XML. Per esempio, in risposta a una richiesta di un telefonino WAP, i contenuti dovranno essere visualizzati in formato WML (versione 1 o 2 a seconda del tipo e del grado di aggiornamento del telefonino); se invece la richiesta proviene da un browser, essi dovranno essere visualizzati in formato HTML. Eventuali documenti stampati si ottengono tipicamente trasformando i medesimi contenuti nel tipo di documento desiderato. In definitiva, un'efficace manipolazione delle informazioni richiede il trattamento separato dei contenuti dalla loro trasformazione in WML, HTML, VoiceXML, PDF, ecc. Nella Figura 4.1 possiamo vedere come un documento sia costituito prevalentemente da testo e immagini, e volendo estrarne il contenuto è necessario distinguere i vari elementi in sottoelementi che possano essere isolati in base al loro significato. In questo modo è possibile vedere il documento come un insieme di oggetti che possono essere trattati indipendentemente l'uno dall'altro.

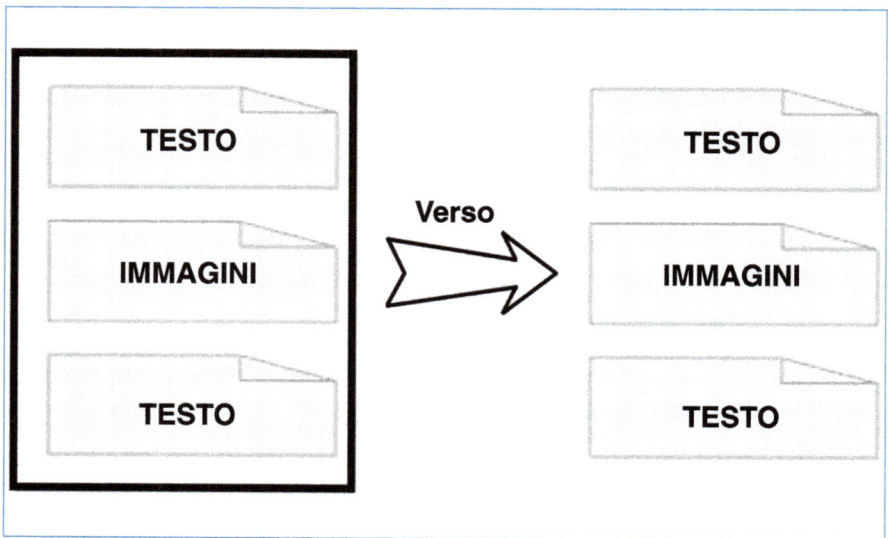

Fig. 4.1. Vari tipi di contenuti presenti in un documento e loro possibile separazione

Il linguaggio XML

L'*eXtensible Markup Language* (XML) è un metalinguaggio estensibile, definito nel 1996, che permette di creare/definire marcatori, o *tag*, idonei alla descrizione strutturata di dati. La validazione e la manipolazione di questi dati è realizzata mediante l'uso di strumenti alternativi collegati al linguaggio stesso. Alcuni di questi sono: DTD e XML-Schema per la definizione/validazione della struttura; XSL e XSLT per la trasformazione/visualizzazione dei dati; XPath, XPointer e XLink per l'estrazione dei contenuti informativi e la navigazione nella struttura dei file XML. L'XML deriva, cosi come l'HTML, dallo *Standard Generalized Markup Language* (SGML), lo standard internazionale per la descrizione della struttura e del contenuto dei documenti digitali; ma rispetto a esso è più snello (solo 25 pagine di specifiche contro le 150 dell'SGML), presenta una minore complessità e una maggiore semplicità di scrittura, condivisione e trasmissione di documenti nel Web. L'XML è una sorta di lingua franca attraverso cui gruppi, organizzazioni, imprese ed enti pubblici possono scambiarsi informazioni accordandosi, mediante DTD e XML-Schema, sul contenuto e la struttura dei documenti.

L'XML fu sviluppato dall'*XML Working Group*, nell'ambito del W3C (*World Wide Web Consortium*), con l'intento di avvicinare l'SGML al Web e di sopperire alle carenze dell'HTML per quanto riguarda la gestione dell'informazione. Infatti quest'ultimo, così come altri linguaggi di presentazione, è usato sia per memorizzare che per visualizzare dati, mentre l'XML nasce al solo scopo di descrivere i dati in modo strutturato, affidando ad altri strumenti l'elaborazione e la presentazione degli stessi. A differenza dell'HTML, che usa marcatori, o *tag*, prestabiliti per la formattazione dei contenuti, l'XML consente di definire *tag* personalizzati in funzione del dominio applicativo e del tipo di applicazione (esistono *tag* specifici usati nei vari standard medici, *tag* specifici usati per la comunicazione fra enti pubblici, ecc.). Ciò rende l'XML estensibile e capace di definire – da qui il termine metalinguaggio – ulteriori linguaggi *ad hoc* per uno specifico ambito.

Per semplificare il processo di standardizzazione e diffusione, i formati XML possono essere specificati e condivisi attraverso la definizione di *Document Type Definition* (DTD), o XML-Schema. La sintassi dell'XML, pur essendo simile a quella dell'HTML, è molto più rigida e rigorosa. In particolare essa prevede che:
- i *tag* XML siano *case sensitive* e definibili dall'utente;
- i file XML debbano essere ben formati (*well formed*), debbano cioè rispettare rigorose regole sintattiche fra cui:
  - tutti i tag devono essere chiusi, ovvero rispettare la struttura <nome_tag> ... </nome_tag> oppure <nome_tag/> per i tag vuoti;
  - tutti i tag devono essere correttamente annidati;
  - deve esistere un unico tag radice;
  - gli attributi dei tag devono sempre essere racchiusi tra virgolette e inseriti nel tag iniziale di un elemento (parte di un file di *markup* dotata di senso proprio racchiusa fra un tag iniziale e uno finale);

- i file XML devono poter essere validati analizzandone la struttura mediante un DTD o XML-Schema di riferimento.

Il controllo di questi aspetti viene realizzato attraverso un programma che prende il nome di *"parser"*. Un file XML ben formato viene definito documento XML, mentre viene detto valido se, oltre a essere ben formato, è conforme a una determinata struttura definita da un DTD/Schema.

Da quanto esposto deriva che i principali vantaggi dell'XML sono i seguenti:
- il contenuto dei documenti risulta più accuratamente descritto grazie ai *tag* personalizzabili;
- il contenuto e la struttura dei documenti possono essere validati;
- i documenti supportano metodi di ricerca avanzati a partire dall'unica radice della struttura ad albero sottostante;
- c'è una netta separazione fra contenuti e presentazione mediante utilizzo di file distinti;

In più il linguaggio prevede anche:
- supporto nativo della codifica estesa dei caratteri (Unicode);
- supporto dei collegamenti avanzati tra i documenti mediante linguaggi *XLink* e *XPointer* che consente di specificare in modo rigoroso i contenuti informativi del documento, delegando a una famiglia di altri strumenti il soddisfacimento delle esigenze di presentazione in funzione delle capacità del terminale che di volta in volta è utilizzato dall'utente.

DTD e Schema

Un *Document Type Definition* (DTD) consente di definire la struttura di un documento XML, ovvero la sua composizione in termini di elementi, attributi e loro occorrenze. Tutti i documenti XML per i quali sia stato definito uno specifico DTD conterranno la medesima struttura, per cui sarà sempre possibile effettuare lo scambio dei dati senza possibilità di equivoci. Un file XML strutturato seguendo le indicazioni di un DTD è definito valido rispetto al DTD. Un DTD può essere associato a un documento XML in tre modi: inserendolo online al file stesso, mediante un riferimento esterno o tramite un mix dei due metodi precedenti; in ogni caso la dichiarazione del tipo di documento deve essere la prima istruzione di un documento XML dopo l'intestazione o eventuali commenti. I DTD possono essere sia standardizzati sia personali. La definizione di DTD personali, però, non garantisce l'univocità dello scambio dati.

Da quanto detto appare chiara l'utilità di un DTD, soprattutto di tipo esterno, in quanto con esso si possono validare una molteplicità di documenti XML, consentendo a gruppi di persone di scambiare dati. Associazioni, enti, industrie, Stati possono agevolmente scambiarsi dati purché si siano preventivamente accordati sull'uso di DTD comuni per i diversi tipi di applicazione. Attualmente molti DTD sono stati standardizzati per diversi settori applicativi:

e-business, healt-care, human-resource, multimedia, ecc.

Nonostante l'indubbia utilità del DTD, questi è purtroppo limitato, in quanto consente solo di definire la struttura dei dati ma non il contenuto, ovvero non il tipo e la lunghezza degli stessi; per tale motivo è nata una sua evoluzione, denominata Schema. XML-Schema è basato su una sintassi XML-*like*, risulta più semplice da imparare, è predisposto a future estensioni, utilizza vari tipi di dati, anche definibili dall'utente, e fornisce strumenti per controllare le relazioni gerarchiche fra i nodi dell'albero XML.

XSL e XSLT

L'*eXtensible Stylesheet Language* (XSL) è un linguaggio standard XML usato per riformulare contenuti XML. Di tale standard fanno parte l'XSLT, l'XSL-FO (*Extensible Stylesheet Language Formatting Objects*) e l'Xpath. La parte più importante dell'XSL è l'XSLT, che è usato per trasformare file XML in nuovi file XML o in file di altri formati, quali HTML, WML, VoiceXML, ecc. L'XSL-FO definisce invece un vocabolario per specificare l'adatta formattazione e/o stile di *output* di una trasformazione XSLT. Esso, ad esempio, è usato quando da un file già sottoposto a trasformazione XSLT si vuole passare al formato PDF. Infine l'XPath, nell'ambito dell'XSL, mette a disposizione la funzionalità di estrazione dei dati rappresentati in XML.

Il processo di trasformazione di un file XML, raffigurato in Figura 4.2, viene eseguito individuando, mediante l'Xpath, le parti del documento sorgente il cui percorso (*pattern*) corrisponde a quello specificato in uno o più modelli (*template*) definiti in un file XSL (*style sheet XSL*). La trasformazione avviene confrontando il percorso di ogni nodo dell'albero XML con quelli definiti nei *template*, e quando una corrispondenza viene accertata, il *template* corrispondente viene eseguito. Nel *template* sono specificate operazioni di manipolazione e/o visualizzazione del sottoalbero individuato.

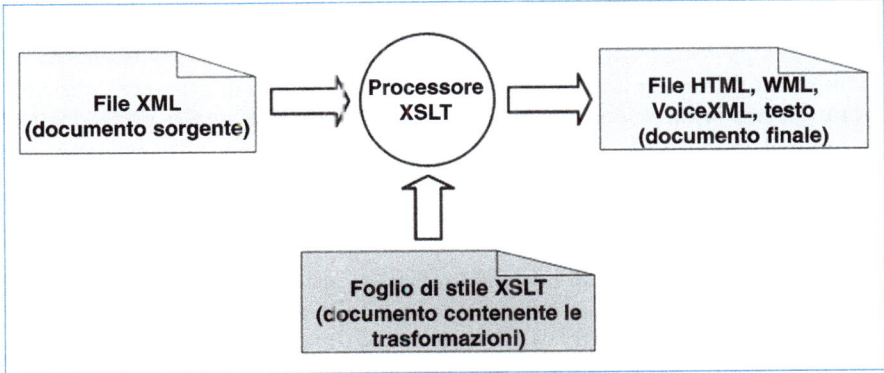

Fig. 4.2. Processo di trasformazione di un file XML con l'uso di XSLT

XPath, XPointer e XLink

XPath, XPointer e *XLink* sono tre specifiche per link ipertestuali nei documenti XML. Originariamente costituivano un'unica proposta chiamata XLL, poi divisa in tre per semplicità.

L'*XPath* specifica i meccanismi per indicare percorsi all'interno di un documento XML, ovvero fornisce una sintassi comune a XSL e XPointer per indirizzare e/o selezionare parti di un documento. Oltre a questo scopo primario, esso fornisce anche operazioni di base per la manipolazione di stringhe, numeri e booleani. XPath opera sulla struttura logica – ad albero – del documento, non su quella sintattica, usando una sintassi non XML accettabile all'interno di URL e attributi. Un costrutto primario su cui si basa l'*XPath* è l'espressione. Il risultato di questa è sempre un oggetto che può essere un booleano, una stringa, un numero o un insieme di nodi (nodi elemento, nodi attributi, nodi testo).

L'*XPointer* specifica i meccanismi per riferirsi a parti di un documento XML. *XPointer*, basandosi sull'*XPath*, permette di attraversare l'albero di documento e di sceglierne delle parti basandosi su proprietà attinenti a elementi, attributi, contenuto e posizione reciproca di questi. *XPointer* può riferire elementi senza identificativi o interi intervalli all'interno di un documento XML. L'*XPointer* è una sorta di estensione dell'*XPath*, in quanto ne amplia leggermente la sintassi.

L'*XLink* usa i meccanismi di indirizzamento dell'*XPointer* per descrivere link anche sofisticati (multi-direzionali) tra documenti XML, ovvero gli *XLink* sono elementi di un documento XML che hanno significato e comportamento simile a link. Gli *XLink* possono essere semplici (*in-line* e uni-direzionali) o estesi (*inline* o *out-of-line*, spesso multi-direzionali). Con *XLink* qualsiasi *tag* può essere un link e attributi *XLink* facoltativi forniscono informazioni supplementari sul link e sul documento di destinazione. Altri attributi controllano in che modo e cosa accade quando un link viene attivato.

La multicanalità

Prima di trattare l'esempio concreto vediamo che cosa è la multicanalità. Si definisce multicanale[3] un servizio che permetta all'utente di ottenere l'informazione di proprio interesse attraverso due o più canali di comunicazione, quali ad esempio il *World Wide Web*, la telefonia fissa, il cellulare, la televisione, ecc.

---

[3] La multicanalità può essere di tipo *pull* (su richiesta della persona) attuata attraverso il Web, il telefono (con riconoscitore vocale umano o automatico), telefonini WAP (*Wireless Application Protocol*), Palmare (Pda), Televisione, *Call Center* Tradizionale; oppure *push* (su segnalazione automatica) attraverso SMS, E-mail, telefono (con inoltro automatico della chiamata), posta.

La multicanalità

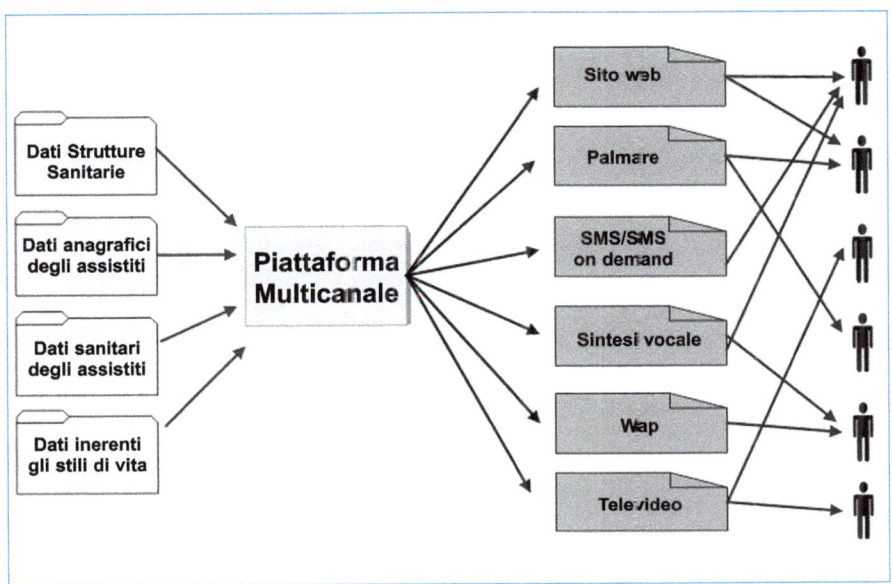

Fig. 4.3. Struttura logica di un'applicazione multicanale

I servizi multicanale sono nati in ambito di servizi bancari e successivamente diffusi nei più differenti campi. Scopo della multicanalità è realizzare servizi informativi secondo lo schema *"triple A"* – *Anytime, Anywhere, Anyhow* – che consentano alle persone di accedere all'informazione in ogni momento, in ogni luogo e utilizzando il canale di comunicazione più adeguato. La struttura generale di un sistema multicanale, ad esempio nell'ambito sanitario, è quella mostrata nella Figura 4.3.

Vari attori alimentano una banca dati sottostante la piattaforma multicanale. Ad esempio: le ASL, gli ospedali, i medici di base, le strutture convenzionate, le farmacie. Una regia centrale (che si occupa anche delle delicate politiche di accesso e privacy dei dati) può veicolare i contenuti agli utenti autorizzati che ne fanno richiesta. Tale veicolazione dei dati deve avvenire nella modalità più consona e utilizzabile dall'utente; questi potrebbe essere uno specialista ospedaliero, un operatore di sportello ASL, un'équipe multidisciplinare oltre oceano, l'assistito, ecc.

L'architettura fisica di un sistema multicanale è illustrata nella Figura 4.4: tutti i server del sistema (nel riquadro) possono essere dislocati fisicamente in posti molto lontani fra loro, come rappresentato nella Figura 4.5. La stessa banca dati può essere ottenuta da *database* distribuiti o, spesso, accedendo a *Web Services* (WS) messi a disposizione dai detentori dei dati. I WS, letteralmente "servizi web", altro non sono che delle interfacce software erogatrici di servizi invocabili da altri computer della rete mediante messaggi XML.

82   Capitolo 4 • Rappresentazione dei dati su *media* diversi

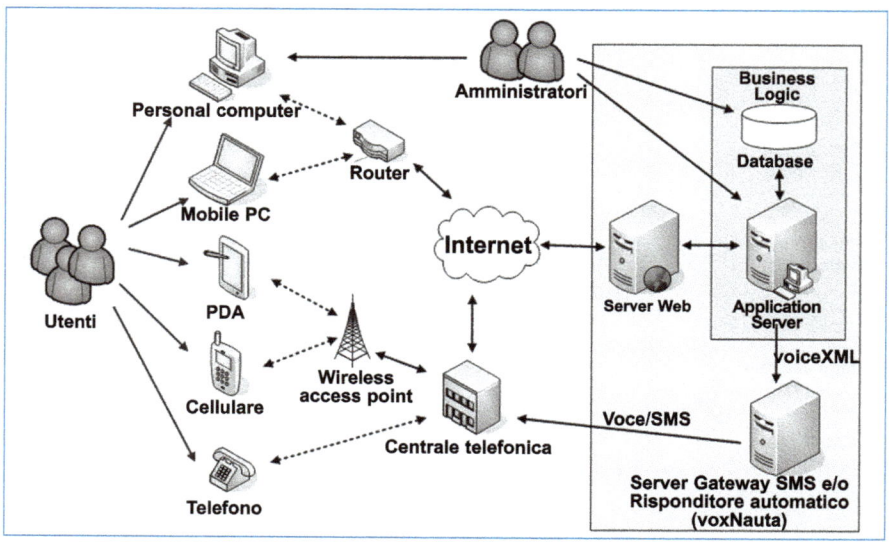

Fig. 4.4. Struttura fisica di un'applicazione multicanale con server e dati centralizzati

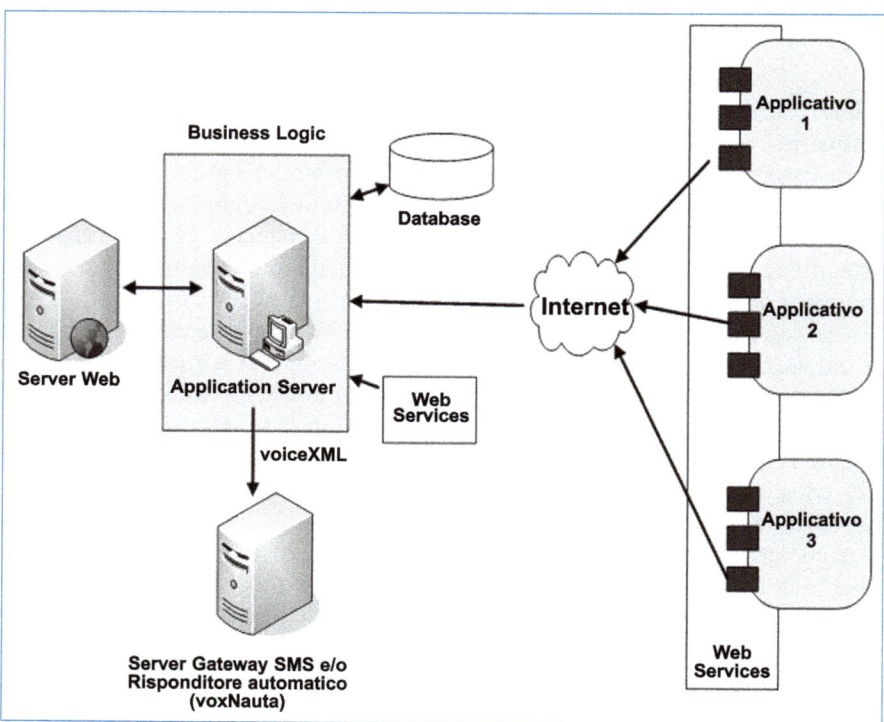

Fig. 4.5. Struttura fisica di un'applicazione multicanale con server e dati decentrati

Esempio di applicazione multicanale

Supponiamo di voler realizzare un'applicazione web multicanale, sullo schema di cui sopra, che in particolare rappresenti medesimi contenuti solo su:
- un tradizionale browser HTML;
- un terminale che supporta il protocollo WAP;
- un terminale che utilizza un supporto vocale.

Supponiamo che la nostra applicazione non sia afferente all'ambito sanitario, ma sia semplicemente un archivio di: URL, Titolo e Descrizione di documenti organizzati in categorie e sottocategorie. Si vuole inviare tali informazioni ai tre canali previsti riducendo, se necessario, il numero di informazioni a seconda delle capacità "visualizzatrici" del dispositivo stesso. Il comportamento vocale (telefonico) dell'esempio sarà ottenuto con un simulatore vocale. L'*output* di tale simulatore è accompagnato anche da una visualizzazione testuale, mentre le scelte dell'utente sono inviate grazie a opzioni disponibili in un menù a tendina. In pratica, si vuole indirizzare i contenuti dell'archivio di Url, Titoli e Descrizioni solo sui tre terminali raffigurati in Figura 4.6.

Il *pattern* implementativo che ci consente la massima separazione fra contenuti, visualizzazione e *business logic*, nonché un'agevole gestione (da parte di persone con capacità diverse) è il paradigma *Model View Controller* (MVC) per cui la *web application* è stata realizzata con tale paradigma. Si noti che volutamente si userà un telefonino di vecchia generazione, ovvero conforme allo standard WAP 1.0., in quanto si vuole utilizzare il linguaggio WML e non il più recente xHTML usato nel WAP 2.0.

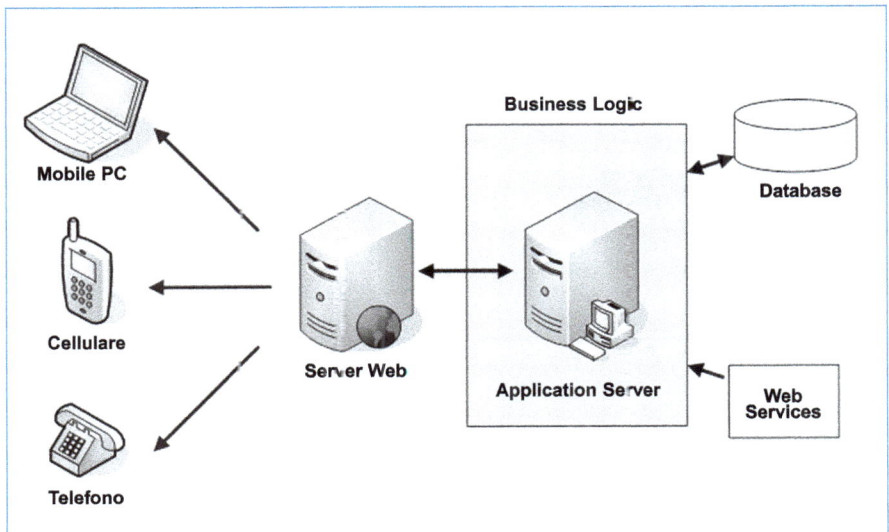

Fig. 4.6. Sottoinsieme di canali usati nell'esempio

Se si volesse realizzare quanto descritto con un'applicazione tradizionale il numero di pagine web sarebbe pari a quello previsto per un solo canale moltiplicato per il numero di canali (semplificando, se l'applicazione fosse costituita da una sola pagina web, per i tre canali occorrerebbero tre pagine) e così aumenterebbe in modo considerevole la complessità e la manutenibilità per la gestione della stessa. Altra nota dolente dell'approccio tradizionale è l'uso di Url (indirizzi web) differenti a seconda del terminale che esegue la richiesta verso il server. È come se avessimo tre siti differenti che veicolano più o meno informazioni al terminale richiedente a seconda della capacità di rappresentazione dello stesso. La base dati retrostante è però sempre logicamente unica. La situazione (considerando ad esempio pagine JSP, *Java Server Pages*, come componente *view* del paradigma MVC) è rappresentata nella Figura 4.7.

Usando tecnologie quali XML, XSLT e il *framework* Cocoon la situazione migliora drasticamente.

Ma che cosa è Cocoon? È un *Java server framework*, sviluppato nell'ambito dell'*Apache Software Foundation* per la produzione di software *open-source*, che consente la pubblicazione dinamica di contenuti XML utilizzando trasformazioni XSLT. Basandosi su XML per descrivere i contenuti e XSLT come mezzo per trasformare i contenuti in differenti formati, Cocoon rappresenta una piattaforma ideale e a basso costo implementativo per realizzare applicazioni con una forte separazione tra contenuti, logica e presentazione.

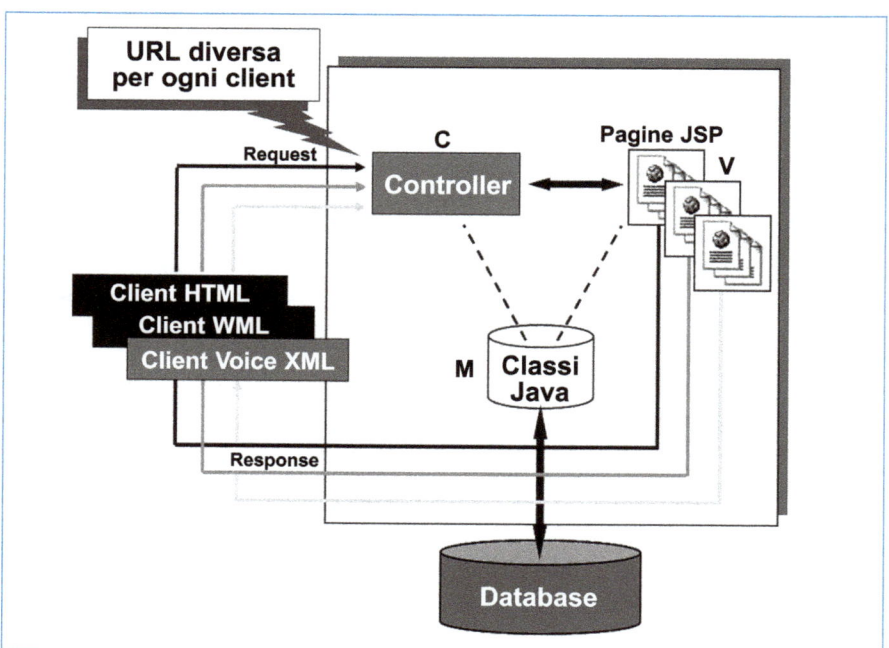

Fig. 4.7. Schema tradizionale della *web application* per tre canali di accesso

Esempio di applicazione multicanale

Cocoon, che è scritto in Java solo per ragioni tecnologiche, è un'architettura più che uno strumento, ed è quindi sbagliato confrontarlo sia con linguaggi di programmazione sia con soluzioni di generazione del contenuto. Le poche conoscenze necessarie per usare Cocoon si limitano alla sintassi XML e XSLT. La versione 1.x, ma ancor di più la 2.0 (mediante la definizione *pipeline*), consentono di applicare a dati strutturati in XML una o più trasformazioni (XSLT) in modo da ottenere la trasformazione dei dati XML (Fig. 4.2) in HTML se il canale richiedente è un browser, contenuti conformi al WAP (ovvero in WML o xHTML) se il canale è un cellulare, *smartphone* o PDA, contenuti *voiceXML* se il canale è un risponditore vocale, e altre trasformazioni. La realizzazione dell'esempio con il *framework* Cocoon porta alla struttura mostrata nella Figura 4.8, dove è stato utilizzato sia come Web Server che come *Application server Tomcat* e si sono sostituiti i file JSP con file XML abbinati a fogli di stile XSLT. Successive modifiche alla visualizzazione dei contenuti possono ottenersi semplicemente agendo solo sui fogli di stile, mentre l'aggiunta di un nuovo canale avviene definendo la struttura dei dati (un nuovo file XML) e lo stile di visualizzazione (nuovo file XSLT). Si noti che l'URL è sempre la stessa indipendentemente dal terminale che esegue la richiesta all'applicazione. I file XML, che contengono i dati da inviare al terminale, possono essere realizzati a mano, dinamicamente, a partire dai risultati di interrogazioni su un *database*, o recuperati invocando *web services* su protocollo SOAP (*Simple Object Access Protocol*), che definisce tutti gli standard per le comunicazioni nei WS. Il caso più generale che si può avere è quello rappresentato nella Figura 4.9, dove il file XML è ottenuto invocando un WS. A questo file si aggiunge un'intestazione che

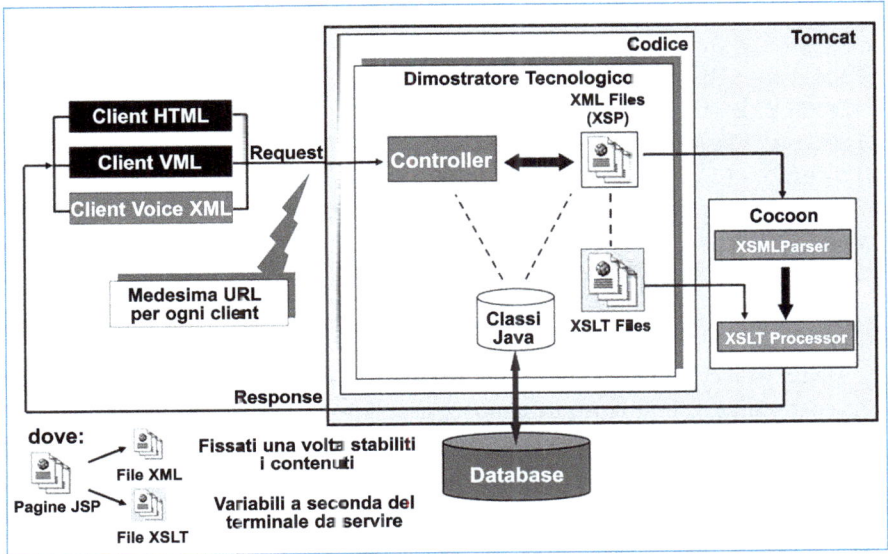

Fig. 4.8. Schema *Cocoon based* della *web application* per tre canali di accesso

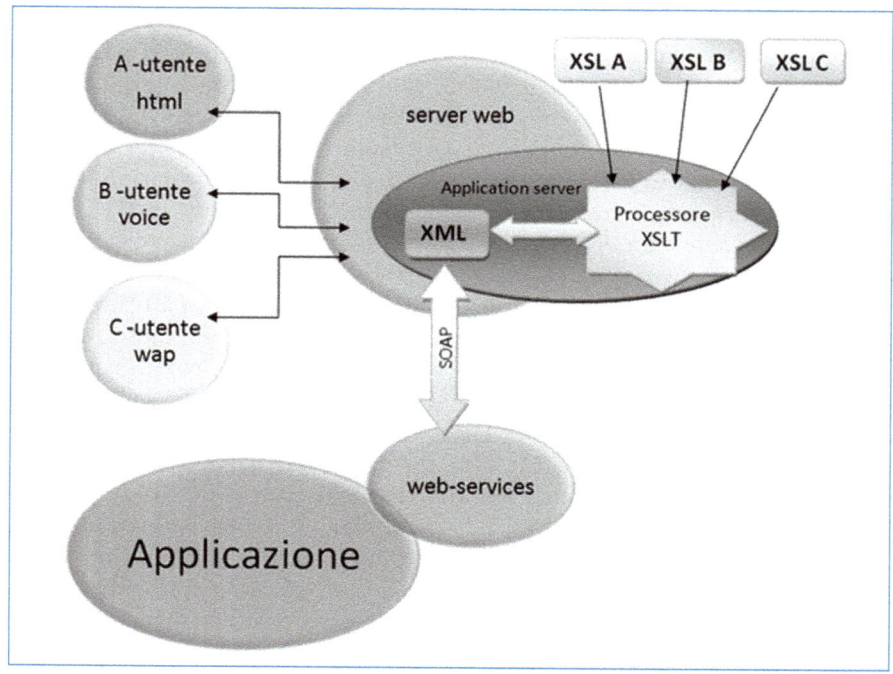

Fig. 4.9. Recuperare dati in formato XML da una applicazione esterna

consente a Cocoon (processore XSLT) di recuperare il foglio di stile abbinato al tipo di terminale. Un esempio di intestazione di file XML è il seguente:

```
<?xml version="1.0" ?>
<!DOCTYPE ricercaSemplice SYSTEM "simpleSearch.dtd">
<?xml-stylesheet href="A.xsl" type="text/xsl" media="explorer"?> (1)
<?xml-stylesheet href="B.xsl" type="text/xsl" media="wap"?> (2)
<?xml-stylesheet href="C.xsl" type="text/xsl" ?> (3)
...
```

L'XLS va a combinarsi con il file XML in cui sono contenuti i dati, caricati precedentemente, in quanto ne conosce la struttura grazie ad un DTD associato. Il risultato delle visualizzazione dei contenuti sui tre tipi di terminali è rappresentato nelle Figure 4.10, 4.11 e 4.12, nelle quali si evidenziano le differenti visualizzazioni ottenibili, ad esempio scegliendo il percorso: xml → linguaggio → applicazioni xml.

Esempio di applicazione multicanale 87

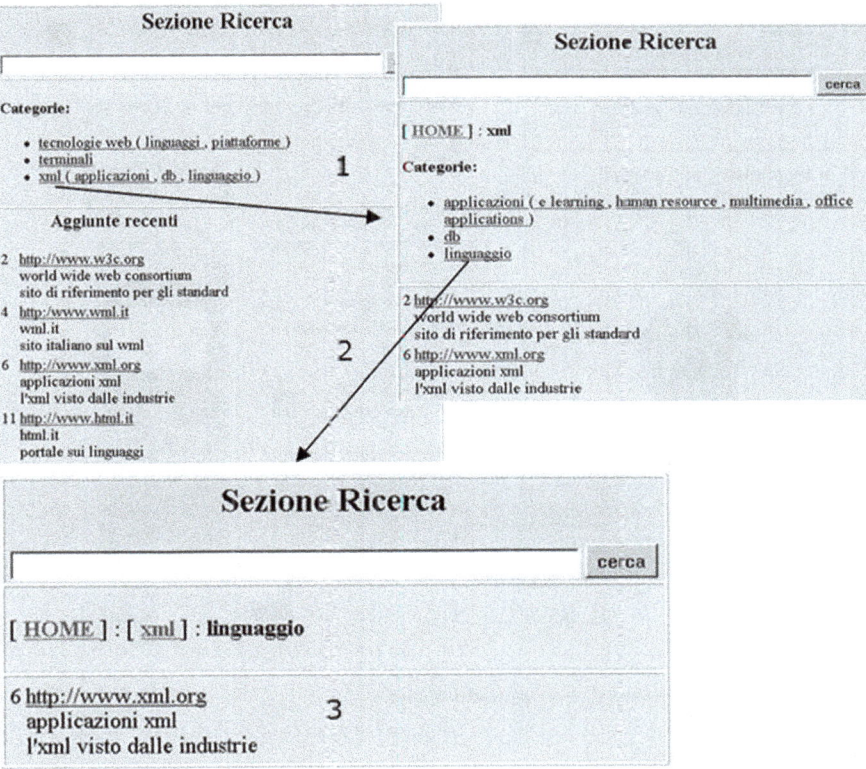

Fig. 4.10. Visualizzazione dei dati su Browser

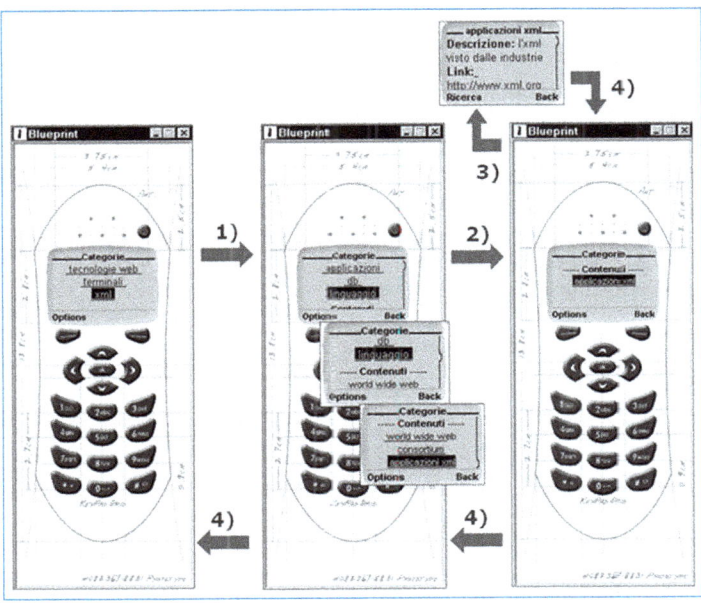

Fig. 4.11. Visualizzazione dei dati su cellulare

88 CAPITOLO 4 • Rappresentazione dei dati su *media* diversi

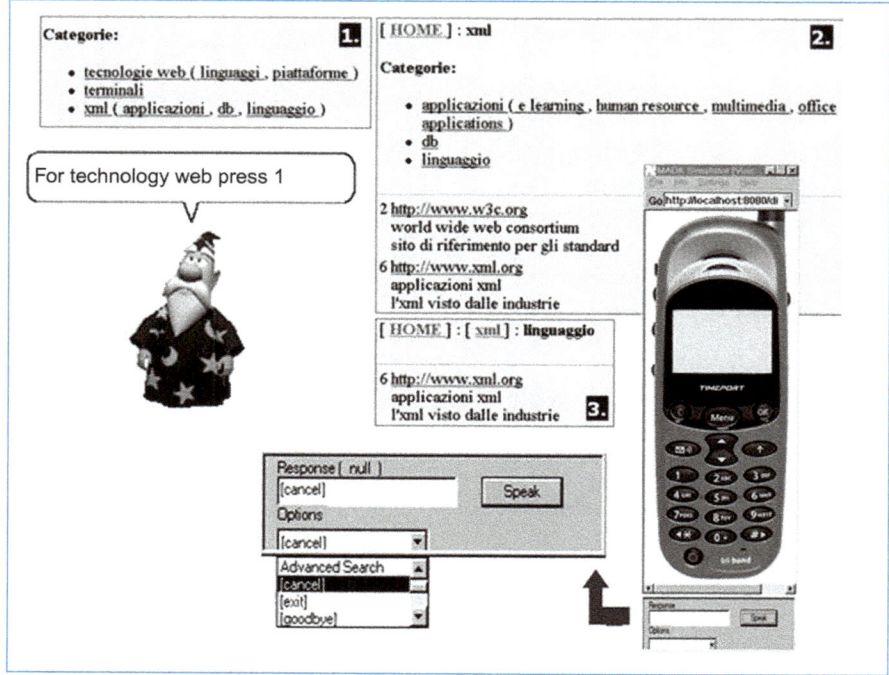

Fig. 4.12. Visualizzazione dei dati su emulatore vocale

Siti Internet di maggiore interesse

http://www.emarketer.com/Article.aspx?id=1006892
http://www.guidaalcrossmedia.it/
http://java.html.it/articoli/leggi/1752/tomcat-lapplicazione-e-servita
Passani L, Introduzione a XML: www.aspitalia.com
Refsnes, Introduction to DTD: www.w3schools.com
The Apache Cocoon Project: http://cocoon.apache.org
http://www.xml.com/pub/a/2003/04/23/cocoon-magazine.html
http://www2.mokabyte.it/cms/article.run?articleId=LR2-DA3-M97-
    YAT_7f000001_7470813_898c3a21
The World Wide Web Consortium: http://www.w3.org
http://www.w3.org/XML
http://www.w3.org/XML/1999/XML-in-10-points.html

Capitolo 5

Aspetti normativi

Francesco Amato, Antonia Cataldi, Michele Cioffi, Anna Maria Molinari

Utilizzo della firma digitale in ambito sanitario

In Italia il valore legale della firma digitale è stato sancito, con insolito anticipo rispetto agli altri Paesi industrializzati, dal Presidente della Repubblica con il decreto n. 513 nel 1997. L'articolo 1 di tale decreto descriveva la firma digitale quale "il risultato della procedura informatica basata su un sistema di chiavi asimmetriche a coppia, una pubblica e una privata, che consente, al sottoscrittore tramite la chiave privata e al destinatario tramite la chiave pubblica rispettivamente, di rendere manifesta e di verificare la provenienza e l'integrità di un documento informatico o di un insieme di documenti informatici". Al citato decreto seguì la regolamentazione tecnica di questo nuovo strumento, attraverso il decreto del Presidente del Consiglio dei Ministri dell'8 febbraio 1999, che distingueva tre tipi di chiavi:
- di sottoscrizione;
- di certificazione;
- di marcatura temporale.

Queste tre funzioni della firma digitale sono ancor oggi quelle utilizzate, e in particolare quelle di sottoscrizione e di marcatura temporale sono rilevanti ai fini dell'impiego della firma digitale in ambito sanitario.

La direttiva europea 1999/93/CE, rivolta a promuovere uno strumento, la firma elettronica, che avrebbe aiutato a rendere più affidabili agli occhi degli utenti, e oggettivamente più sicure, le transazioni economiche nell'ambito dell'*e-commerce* (fenomeno che, mentre all'epoca era in pieno boom oltreoceano, nel panorama europeo stentava ancora ad affermarsi) determinò, a seguito del suo recepimento nel nostro Paese, una rivisitazione dell'intero quadro normativo che già disciplinava la firma digitale e il documento informatico.

Infine, dopo una serie di interventi del nostro legislatore, la materia del documento informatico e della firma digitale è ora raccolta e disciplinata dal Codice dell'amministrazione digitale (D. Lgs. 82/2005). L'articolo 1 lettera s del citato Codice, senza discostarsi dall'originaria definizione, descrive la firma digitale come "un particolare tipo di firma elettronica qualificata basata su un sistema di chiavi crittografiche, una pubblica e una privata, correlate tra loro, che consente, al titolare tramite la chiave privata e al destinatario tramite la chiave pubblica rispettivamente, di rendere manifesta e di verificare la provenienza e l'integrità di un documento informatico o di un insieme di documenti informatici". È inoltre documento informatico "la rappresentazione informatica di atti, fatti o dati giuridicamente rilevanti". Il fondamentale principio riconosciuto in relazione al documento informatico e alla firma digitale, che ne consente il più ampio utilizzo in relazione a qualsiasi attività legata a strumenti informatico-telematici, è contenuto nell'articolo 20, secondo comma, che recita: "Il documento informatico sottoscritto con firma elettronica qualificata o con firma digitale, formato nel rispetto delle regole tecniche stabilite ai sensi dell'articolo 71, che garantiscano l'identificabilità dell'autore, l'integrità e l'immodificabilità del documento, (…) soddisfa comunque il requisito della forma scritta, (…)". Il documento informatico sottoscritto con firma digitale è così equiparato al documento cartaceo sottoscritto a mano e l'articolo 21 prevede che "Il documento informatico, sottoscritto con firma digitale o con un altro tipo di firma elettronica qualificata, ha l'efficacia prevista dall'articolo 2702 del codice civile", ed è quindi vero fino a querela di falso.

Ne deriva un'ampia e legittima applicazione della firma digitale (o altra firma elettronica qualificata) in ambito medico con tutti i benefici che in termini di snellimento del lavoro, di certezza e di celerità un tale impiego potrà comportare. In tutti i casi, quindi, in cui la legge prescriva la sottoscrizione di un documento a contenuto medico da parte di chi lo ha redatto, è obbligatorio prevedere la sottoscrizione mediante firma digitale dell'autore, nel caso in cui il documento sia stato redatto con modalità informatiche ovvero nel caso in cui il documento cartaceo sia stato "trasformato" in documento informatico.

Quanto detto vale in particolar modo, in ambito sanitario, per i certificati, siano essi ospedalieri o ambulatoriali, e per le cartelle cliniche. Per quanto concerne queste ultime, si deve ribadire la natura di atto pubblico che il nostro ordinamento giuridico riconosce a questo particolare documento. Per giurisprudenza constante e univoca della Cassazione le cartelle cliniche hanno valore probatorio di atto pubblico, in quanto "esplicazione di potere certificativo e partecipi della natura pubblica dell'attività sanitaria". Si deve segnalare che, a detta della Cassazione, sono atti pubblici anche:
- il referto clinico (Cass. Pen. 10609/82);
- il certificato sanitario medico USL (Cass. Pen. 2207/1995);
- la cartella clinica di casa di cura convenzionata (Cass. Pen. 7958/1992);
- il certificato di morte (Cass. Pen. 9073/1989);
- il certificato di sana e robusta costituzione (Cass. Pen. 9191/1982);
- gli atti redatti da una commissione medica incaricata di accertare lo stato di invalidità civile (Cass. Pen. 1004/2000).

Nella redazione di tali atti pubblici in modalità informatica la firma digitale sarà apposta non semplicemente da un medico, ma da un medico in veste di pubblico ufficiale. Del resto, ogni altra operazione su tali documenti, sia essa di modifica, integrazione, archiviazione, o conservazione comporteranno una responsabilità giuridica particolarmente accentuata del sanitario che appone la propria sottoscrizione digitale.

La progettazione di un sistema di gestione informatizzata di cartelle cliniche deve quindi necessariamente tenere conto della particolare natura di "atto pubblico" della cartella clinica elettronica e delle conseguenti responsabilità giuridiche (anche penali) dei vari funzionari che interverranno su di essa nell'inserimento, nella modifica e nell'archiviazione delle informazioni. Come descritto con maggiore dettaglio nel paragrafo successivo le regole di conservazione dei documenti informatici che sono classificati come atti pubblici comportano la necessità, per questioni di praticità, risparmio di spazio, maggiore rapidità nella ricerca delle informazioni, di un sempre più massiccio ricorso alla digitalizzazione dei documenti che possano essere conservati in questa forma e che debbano essere conservati per diversi anni. Del resto la normativa nazionale incentiva la conservazione sostitutiva in ogni attività pubblica, infatti nell'articolo 43 del Codice dell'amministrazione digitale, rubricato "Riproduzione e conservazione dei documenti", si legge: "I documenti degli archivi, le scritture contabili, la corrispondenza e ogni atto, dato o documento di cui è prescritta la conservazione per legge o regolamento, ove riprodotti su supporti informatici sono validi e rilevanti a tutti gli effetti di legge, se la riproduzione sia effettuata in modo da garantire la conformità dei documenti agli originali e la loro conservazione nel tempo (...)". Tale conservazione dovrà avvenire nel rispetto delle regole tecniche stabilite ai sensi dell'articolo 71 del Codice e, riferendosi proprio a queste ultime, la deliberazione CNIPA n. 11 del 19 febbraio 2004 intitolata "Regole tecniche per la riproduzione e conservazione di documenti su supporto ottico idoneo a garantire la conformità dei documenti agli originali", suddivide i documenti da conservare in due grandi categorie: i documenti informatici e i documenti analogici. Ai sensi dell'articolo 1 comma 1, per "documento analogico" si intende il "documento formato utilizzando una grandezza fisica che assume valori continui, come le tracce su carta (ad esempio i documenti cartacei), come le immagini su film (ad esempio pellicole mediche, *microfiches*, microfilm), come le magnetizzazioni su nastro (ad esempio cassette e nastri magnetici audio e video)". È, invece, "documento informatico" la rappresentazione informatica di atti, fatti o dati giuridicamente rilevanti, definizione che abbiamo visto essere ribadita anche nel Codice dell'amministrazione digitale. Il processo di conservazione delle due categorie di documenti dovrà realizzarsi mediante la memorizzazione dei documenti sul supporto ottico, ed eventualmente anche delle loro impronte informatiche (ottenute mediante applicazione della funzione di *hash*), e dovrà terminare con l'apposizione del riferimento temporale (cosiddetta marcatura temporale o *time stamping*) e della firma digitale del responsabile della conservazione, mediante la quale egli attesta il corretto svolgimento del processo di conservazione. Ai sensi dell'articolo 3 delle citate regole tecniche "Il processo di conservazione sostitutiva di documenti informatici, anche sottoscritti, (...) ed eventualmente anche delle loro impronte, avviene mediante memorizzazione su supporti ottici e termina con l'apposizione, sull'insieme dei documenti o su una evidenza informatica contenente una o più impronte dei documenti o di insiemi di essi, del riferimento temporale e della firma digitale da parte del responsabile della conservazione che attesta il corretto svolgimento del processo". Nel caso, quindi, di documenti informatici sottoscritti da un operatore sanitario (ad esempio certificati medici redatti su personal computer), per una conservazione corretta, questi dovranno essere firmati digitalmente almeno due volte in sequenza: una volta dal medico redigente e una dal responsabile conservatore. Ai sensi poi dell'articolo 4, "Conservazione sostitutiva di documenti analogici", "Il processo di conservazione sostitutiva di documenti analogici avviene mediante memorizzazione della relativa immagine direttamente sui supporti ottici, eventualmente, anche della relativa impronta, e termina con l'apposizione, sull'insieme dei documenti o su una evidenza informatica contenente una o più impronte dei documenti o di insiemi di essi, del riferimento temporale e della firma digitale da parte del responsabile della conservazione che attesta così il corretto svolgimento del processo". Inoltre, in base al terzo comma del citato articolo: "Il processo di conservazione sostitutiva di documenti analogici originali unici si conclude con l'ulteriore apposizione del riferimento temporale e della firma digitale da parte di un pubblico ufficiale per attestare la conformità di quanto memorizzato al documento d'origine". Nel caso quindi di documenti analogici (ad esempio microfilm di materiale radiologico), questi saranno firmati digitalmente dal responsabile della conservazione e, a seguire, da un pubblico ufficiale che attesti la conformità tra il documento analogico in formato digitale e il documento originario. In entrambi i casi, dovrà essere apposta una particolare firma digitale, con funzione di determinazione certa del momento dell'operazione, la cosiddetta marcatura temporale.

Dematerializzazione di documenti sanitari, immagini e referti

Archiviare e conservare tutta la documentazione sanitaria è divenuto negli anni sempre più necessario: da un punto di vista clinico, con il rapido accesso a tutti gli approfondimenti diagnostici precedenti, da un punto di vista organizzativo, con la razionalizzazione e l'ottimizzazione di risorse umane e tecnologiche, da un punto di vista medico-legale, con la totale disponibilità nella Struttura della documentazione originale immodificabile.

Ai sensi della circolare del Ministero della Sanità n. 61/1986: "le cartelle cliniche, unitamente ai relativi referti, vanno conservate illimitatamente, poiché rappresentano un atto ufficiale indispensabile a garantire la certezza del diritto, oltre a costituire preziosa fonte documentaria per le ricerche di carattere storico-sanitario. La conservazione va effettuata dapprima in un archivio corrente e successivamente, trascorso un quarantennio, in una separata sezione di archivio, istituita dalla Struttura sanitaria". Nel seguito di questo paragrafo l'attenzione è concentrata sulla diagnostica per immagini e viene fatta una panoramica normativa sul significato di referto e della relativa documentazione a corredo; tra la documentazione a corredo del referto dobbiamo sicuramente considerare le immagini DICOM.

La documentazione di diagnostica per immagini è composta dal referto, e cioè l'atto scritto con il quale il medico formula l'interpretazione delle immagini, e dall'immagine vera e propria. Quindi il referto possiamo identificarlo con il resoconto radiologico, che va inteso come l'atto scritto con il quale il medico radiologo o medico nucleare formula l'interpretazione dell'immagine ottenuta dagli esami diagnostici, tenendo conto del quadro clinico e dell'anamnesi del paziente. I documenti radiologici sono invece le immagini, quali risultato dell'esecuzione dell'indagine diagnostica, ovvero il puro esito degli esami eseguiti mediante strumentazioni; esso è pertanto un prodotto privo di interpretazione o valutazione clinica da parte dello specialista, trattandosi di una pura lettura di un dato analitico. L'articolo 3 del D.M. 14/02/97, quale norma di attuazione prevista dall'articolo 111, comma 10, del D. Lgs. n. 230 del 17/03/95, definisce chiaramente la documentazione radiologica, diversificando l'iconografia dai resoconti e cita all'articolo 1: "La documentazione disciplinata dal presente decreto è così stabilita: documenti radiologici e di medicina nucleare: consistono nella documentazione iconografica prodotta a seguito dell'indagine diagnostica utilizzata dal medico specialista nonché in quella prodotta nell'ambito delle attività radiodiagnostiche complementari all'esercizio clinico; resoconti radiologici e di medicina nucleare; referti stilati dal medico specialista radiologo o medico nucleare".

In un prossimo futuro, la netta e rigida differenziazione normativa tra referto e immagine radiologica potrebbe essere presto sgretolata dall'avvento del cosiddetto "referto strutturato" (*Structured Report*, SR): nel mondo radiologico internazionale e nazionale si sta approfondendo l'implementazione di una commistione fra testo referto e immagini correlate e ritenute clinicamente rilevanti per la diagnosi. Sino a oggi l'analisi si è limitata alla fattibilità tecnologica, ma importanti analisi in ambito clinico, organizzativo e medico-legale si stanno avviando in merito.

Le ragioni per estendere al referto strutturato il tradizionale referto radiologico, inteso come un documento testuale contenente i risultati dell'atto medico radiologico, sono legate alle nuove metodologie di refertazione, in cui la gestione elettronica dei dati (sistemi RIS/PACS) fa perdere senso all'accoppiata testo/immagini (carta/pellicole), fondendole in oggetti della stessa natura (bit), in cui il testo tradizionale viene sostituito da un ipertesto. Le nuove apparecchiature di diagnostica per immagini tendono inoltre a produrre sempre di più dati volumetrici, difficilmente sintetizzabili in immagini tradizionali. Quindi si può definire un "referto strutturato", inteso come vero e proprio "oggetto" secondo lo standard DICOM o, secondo le indicazioni del CDA HL7, come un ipertesto in cui siano presenti:
- dati anagrafici del paziente;
- specifiche note anamnestiche;
- quesito clinico;

- descrizione della tecnica dell'indagine radiologica;
- descrizione dei reperti radiologici;
- diagnosi conclusiva;
- immagini direttamente prodotte dalla modalità e ritenute di particolare interesse da parte dello specialista radiologo o medico nucleare (a titolo esemplificativo si faccia riferimento al profilo di integrazione *Key Images Note*, IHE), in base alle quali lo specialista ha formulato la sua diagnosi;
- ogni tipo di elaborazione, ricostruzione, riformattazione operate dallo specialista radiologo o medico nucleare al fine di ottenere la diagnosi, ivi comprese le varie modificazioni di valori di finestra e livello abitualmente utilizzate per la definizione di strutture anatomiche differenti;
- di queste modifiche si deve tenere traccia nell'archivio digitale con rappresentazione dei differenti "stati di presentazione" (*Presentation state*; a tal proposito si veda il profilo di integrazione *Consistent Presentation of Images*, IHE).

Come precedentemente descritto, e analogamente a quanto accade per i referti, la modalità di gestione delle immagini diagnostiche – rappresentazioni iconografiche – è regolamentata dal D.M. 14/02/97, che tratta delle specifiche fasi di acquisizione, archiviazione e disponibilità delle stesse. In particolare, l'articolo 4, comma 1, afferma che "Ove la documentazione iconografica di cui al precedente articolo non venga consegnata al paziente, questa deve essere custodita con le modalità di cui ai successivi commi". In tal caso la struttura erogante dovrà attenersi a specifiche modalità di gestione in grado di garantirne la disponibilità.

All'articolo 4 comma 2 viene chiarito come la normativa si applichi in generale a qualsiasi immagine diagnostica, indipendentemente dalle modalità di acquisizione, prendendo così atto dell'evoluzione tecnologica del settore, che sta vivendo il passaggio da immagini acquisite con modalità analogiche a immagini acquisite e gestite con formato digitale (diagnostica *filmless*): "La documentazione iconografica di cui al precedente comma può essere acquisita mediante pellicole radiografiche, supporti cartacei, supporti elettronici. Può essere detenuta in apposito locale predisposto, può essere microfilmata oppure può essere memorizzata in archivio elettronico, in conformità alla direttive dell'Agenzia per l'informatizzazione della pubblica amministrazione". In seguito verranno considerate esclusivamente le modalità di conservazione tramite archivi elettronici.

Una particolarità della diagnostica per immagini (digitali) è l'impiego del protocollo DICOM, universalmente utilizzato per la gestione delle immagini diagnostiche. Ricordiamo che, secondo tale protocollo, le immagini prodotte sono associate a informazioni quali dati anagrafici del paziente, modalità di acquisizione, modalità di visualizzazione dell'esame, ecc. Si è sentito il bisogno di specificare quando i dati acquisiti dalle varie apparecchiature per Diagnostica per immagini si aggreghino per formare quella che comunemente in diagnostica per immagini si definisce immagine, in quanto i moderni sistemi producono dei "metadati", quali ad esempio le immagini "grezze". Si può tranquillamente affermare che, in diagnostica per immagini, l'immagine digitale è un insieme di dati iconografici, anagrafici e numerici rappresentati informaticamente secondo lo standard DICOM. Definiamo inoltre rappresentazione digitale di immagine diagnostica qualsiasi trasformazione dal formato DICOM in altri formati, quali ad esempio jpeg, gif, avi, ecc.

Vanno quindi archiviate, e successivamente sottoposte al processo di conservazione a termini di legislazione vigente, tutte le immagini digitali in formato DICOM prodotte dalle apparecchiature di diagnostica per immagini. Qualora alcune immagini fossero non in formato DICOM, si potrà procedere alla loro conservazione, prestando particolare attenzione al fatto che la loro visualizzabilità dovrà essere garantita per almeno un arco temporale di dieci anni dal responsabile della conservazione. Si ricorda che il Comitato DICOM sconsiglia vivamente archiviazioni di immagini in formati proprietari, sottolineando in particolare la scarsa stabilità e portabilità dei formati video.

La normativa di riferimento (D.Lgs. n.230/95, D.M. 14/02/97, Circolare Ministero della Sanità n. 61/86 e D.P.R. n. 128/69) non differenzia in alcun modo fra la documentazione analogica e quella digitale. Alla luce di quanto esposto sinora, nella Tabella 5.1 vengono semplificati e riassunti i contenuti normativi riguardanti i previsti obblighi di mantenimento dei referti e delle immagini nel tempo, con indicazione dei soggetti responsabili dell'adempimento. Per motivi di completezza, nella Tabella 5.1 vengono illustrati lo scenario analogico e quello digitale, sia per il paziente esterno che per l'interno, per giungere poi a dimostrare che nella pratica dell'ambito digitale quest'ultima differenziazione normativa non ha più ragione di esistere.

Il testo del documento viene composto nel sistema informatico e validato digitalmente dal medico refertante. Nel caso del paziente interno il documento deve essere inserito nella cartella clinica di ricovero elettronica, qualora essa esista nella Struttura in tale formato; ove invece ci si trovi in regime di cartella clinica di ricovero analogica, il referto, nato e firmato digitalmente, deve essere rappresentato in copia su supporto analogico e così inserito in cartella.

Tabella 5.1. Tempi minimi di conservazione dei referti

	Referto analogico	
	Tempo	Responsabile
Paziente interno	Illimitato	Direzione Sanitaria
Paziente esterno	Non previsto	Paziente o
		U.O. di Diagnostica per Immagini
	Referto informatico	
	Tempo	Responsabile
Paziente interno	Illimitato	Responsabile Conservazione Sostitutiva
Paziente esterno	Non previsto	Paziente o
		Responsabile Conservazione Sostitutiva

L'originale digitale del documento viene poi sottoposto a conservazione ottica secondo la normativa vigente. L'articolo 5 del D.M. 14/02/97 (Determinazione delle modalità affinché i documenti radiologici e di medicina nucleare e i resoconti esistenti siano resi tempestivamente disponibili per successive esigenze mediche, ai sensi dell'articolo 111, comma 10, del D. Lgs. 17 marzo 1995, n. 230) prevede che, nel caso in cui il referto riguardi un paziente esterno, la documentazione possa essergli consegnata, senza quindi alcun obbligo di mantenimento da parte della Struttura produttrice.

Vediamo ora nella Tabella 5.2 cosa è previsto per la conservazione delle immagini. L'iconografia prodotta da una U.O. di Diagnostica per Immagini per un paziente in regime di ricovero deve essere mantenuta a cura della U.O. e sotto la responsabilità del dirigente responsabile dell'impianto radiologico previsto dall'articolo 2, comma 2 lettera b, del D. Lgs. n. 187/2000. Con la conservazione ottica, la responsabilità del mantenimento nel tempo va a ricadere sul Responsabile della Conservazione esplicitamente identificato. Sia per le immagini radiologiche analogiche sia per quelle digitali, il mantenimento nel tempo deve avvenire per un periodo non inferiore a dieci anni, così come imposto dal D.M. 14/02/97. Non vi è norma che imponga di consegnare al momento della dimissione alcunché al paziente interno, il quale, su espressa richiesta formale, può ottenere una copia della documentazione. Qualora l'iconografia sia stata prodotta per un paziente in regime ambulatoriale, il D.M. 14/02/87 non impone che la documentazione venga mantenuta da parte della Struttura erogante la prestazione, bensì permette espressamente che essa possa essere interamente consegnata al paziente.

Alla fine dell'acquisizione dei dati e dopo successive elaborazioni e trattamenti da parte del medico radiologo o medico nucleare o del Tecnico Sanitario di Radiologia Medica, il quale da ultimo agisce comunque su delega dello specialista stesso, si ottiene una serie di *file* DICOM contenenti i risultati. Questi possono essere delle semplici immagini (*Instances*), dei risultati numerici (*Evidence Documents*) o dei filmati (*Multiframe Instances*). In ogni caso non si tratta di dati ottenuti da interpretazione diagnostica/clinica. Queste evidenze

Tabella 5.2. Tempi minimi di conservazione delle immagini

	Immagini analogiche	
	Tempo	Responsabile
Paziente interno	10 anni	U.O. di Diagnostica per Immagini
Paziente esterno	Non previsto	Paziente o
		U.O. di Diagnostica per Immagini
	Immagini digitali	
	Tempo	Responsabile
Paziente interno	10 anni	Responsabile Conservazione Sostitutiva
Paziente esterno	Non previsto	Paziente o
		Responsabile Conservazione Sostitutiva

informatiche vengono trasferite sul sistema PACS (*Picture Archiving and Communication System*), ove vengono sottoposte a procedimento di archiviazione con l'apposizione di un riferimento univoco, normalmente generato dall'apparecchiatura stessa. Successivamente i dati archiviati vengono sottoposti a procedimento di conservazione sostitutiva, che può essere effettuato anche in un sistema informatico diverso dal PACS, secondo le modalità previste dalla legge e secondo le linee operative stilate dal Responsabile della Conservazione. Risulta evidente che dal momento dell'archiviazione (inserimento delle immagini nel sistema PACS) non è più possibile modificare i dati delle immagini, vista anche la non obbligatorietà alla sottoscrizione delle stesse.

Il lasso di tempo che intercorre tra l'archiviazione e la conservazione è particolarmente delicato, in quanto alterazioni dei file risulterebbero difficilmente rilevabili, soprattutto in mancanza di predisposizione di misure idonee. Si consiglia quindi di abbreviare al minimo questo intervallo temporale, al fine di garantire l'integrità dei dati immagine. È consigliabile l'adozione di una procedura scritta e certificata in cui vengano descritti i passaggi in termini di modalità e tempi per rendere corretta la conservazione. In presenza di un referto strutturato contenente le immagini diagnostiche, viene definita una relazione indissolubile fra referto e immagini. Il referto strutturato deve essere conservato a tempo illimitato e le immagini digitali originarie devono essere comunque conservate per un periodo di almeno 5 anni, come mostrato dalla Tabella 5.3.

Con l'avvento della digitalizzazione non ha più senso distinguere fra pazienti interni ed esterni. Si ritiene di poter asserire questo poiché la differenziazione fra le due categorie di pazienti aveva ragione di esistere nel mondo analogico riguardo alle diverse tipologie di documenti prodotti, con i loro diversi tempi e luoghi di mantenimento e con i differenti soggetti responsabili.

Gli aspetti clinici (rapidi reperimento e scambio delle informazioni), organizzativi (omogeneizzazione e standardizzazione dei *workflow*), medico-legali (i dati vengono conservati all'interno della Struttura, senza possibilità di manipolazione e modifica) e tecnologici (sicurezza e riservatezza nella gestione, garanzia di corretta riproducibilità dei dati anche dopo parecchi anni) fanno propendere per la scelta di una conservazione ottica di tutta la documentazione (iconografia, referti e referti strutturati) all'interno della Struttura produttrice della stessa, con i tempi che la normativa impone e riportati nelle Tabelle 5.1, 5.2 e 5.3. Ciò è ritenuto fondamentale ai fini del recupero delle informazioni, per garantire quindi migliori diagnosi, cura e assistenza.

Tabella 5.3. Tempi minimi di conservazione dei referti strutturati

	Referto strutturato	
	Tempo	Responsabile
Paziente interno	Illimitato	Responsabile Conservazione Sostitutiva
Paziente esterno	Non previsto	Paziente o Responsabile Conservazione Sostitutiva

È noto a tutti come, nella pratica sanitaria, la documentazione analogica consegnata al paziente sia spesso malamente custodita e aleatoriamente recuperabile nel momento del bisogno. Appare quindi ancor più irrealizzabile lo scenario in cui sia il singolo cittadino a provvedere alla conservazione ottica secondo la normativa vigente. Ma ancor più, se dovessimo propendere per la totale consegna della documentazione digitale al paziente esterno, la Struttura erogante si potrebbe trovare in una vulnerabile posizione sotto gli aspetti medico-legali e probatori, poiché sprovvista delle informazioni cliniche adeguate, oggetto di un possibile contraddittorio.

Prima di procedere alla dematerializzazione dei documenti sanitari radiologici, è auspicabile l'implementazione di una serie di misure tecniche atte ad assicurare la correttezza delle procedure e il controllo dei processi, misure che sono già oggetto di norme (vedi legge sulla privacy) e che devono quindi essere predisposte per la tutela sia dei pazienti che degli operatori.

Si ritiene molto importante che la prima di queste misure sia l'adozione di una gestione sicura della sincronizzazione degli orologi di tutti i sistemi informativi coinvolti nella gestione dell'attività diagnostica. Ciò allo scopo di poter risalire con precisione, in caso di contenzioso, alla sequenza temporale degli eventi. Non è tra gli scopi di questo documento quello di affrontare l'analisi tecnologica di soluzioni per la marcatura temporale, ma è doveroso sottolineare che i documenti radiologici (referto e immagini) contengono informazioni temporali che non ricadono nella problematica della marcatura temporale. Tali informazioni sono inserite nei vari documenti da firmare e/o conservare (ad esempio l'ora di esecuzione dell'esame radiologico viene inserita sia nel referto sia nelle immagini). A tal proposito si consiglia di risolvere questo problema utilizzando le soluzioni proposte nel profilo IHE ITI *Consistent Time* (CT), rimarcando che questa soluzione non può essere invece adottata per la marcatura temporale dei referti e dei supporti di conservazione sostitutiva.

Si auspica inoltre che ogni aspetto della gestione venga monitorato da appositi meccanismi informatici, tali da poter definire con precisione, per ogni operazione effettuata sui sistemi, orario, tipo e autore di detta operazione. Ciò permette di risalire con precisione alla responsabilità individuale di comportamenti e azioni di rilevanza non solo amministrativa, ma anche clinica e financo penale. Per la realizzazione tecnica di tali procedure, comunemente definite sistemi di *audit*, si confronti il profilo di integrazione *Audit Trail and Node Authentication*, IHE ITI.

Ultimo, ma primo in ordine di importanza, è l'aspetto relativo all'*Identity Management* del soggetto che utilizza a vario titolo il sistema informativo di Radiologia: con questo termine si intende la capacità del sistema di identificare un soggetto e di assegnare a questo un ruolo nel sistema informativo. Risulta evidente che questo dovrebbe essere un elemento non proprio del singolo sistema di radiologia, ma del sistema informativo ospedaliero; tuttavia per poter dematerializzare i documenti di radiodiagnostica si deve tassativamente essere dotati di un tale accorgimento tecnologico. Si ricorda che questo è parte integrante delle norme di sicurezza minime e idonee indicate nella normativa sulla privacy, e che tutti i trattamenti inerenti la dematerializzazione devono essere obbligatoriamente decritti nel Documento Programmatico della Sicurezza (DPS), come previsto dalla norma.

Privacy e dati sanitari

Il dato sanitario è oggetto di una disciplina specifica contenuta nel Titolo V del D.Lgs. 196 del 2003 (cosiddetto Codice in materia di protezione dei dati personali o Codice della privacy), che lo differenzia dal dato sensibile. In particolare, il dato sanitario è tale, e pertanto sottoposto al regime giuridico di cui sopra, solo qualora esso sia trattato dall'esercente la professione sanitaria o dall'organismo sanitario con l'esclusiva finalità di tutela della salute dell'interessato, di un terzo o della collettività. Qualora le finalità del trattamento siano altre, ovvero esso non sia trattato dai soggetti sopra elencati, viene meno la sua qualifica di dato sanitario e, pur mantenendo invariato il suo contenuto informativo, viene per così dire "declassato" alla categoria di dato sensibile, con applicazione della disciplina, per certi versi più generica, relativa appunto a questo tipo di dato.

La questione del regime giuridico del dato a contenuto sanitario diviene di fondamentale importanza in relazione all'utilizzo da parte di soggetti terzi di informazioni sanitarie raccolte dal medico di Medicina Generale nel corso della sua attività sanitaria e passibili di essere impiegate a vari fini in forma anonima, a scopo di ricerca scientifica, di analisi statistica e a scopo commerciale. Innanzitutto va ricordato che requisito primario perché si possa parlare di dato sanitario e, prima ancora, di dato personale ai sensi della normativa sulla privacy è che esso sia riferibile a una persona fisica identificata o identificabile per cui il trattamento di informazioni sanitarie in forma anonima fuoriesce dall'ambito di applicazione della normativa privacy. Ne consegue che, se è pur vero che le informazioni raccolte nel corso della sua attività professionale dal medico di Medicina Generale costituiscono un patrimonio conoscitivo di grande interesse a vari fini e per diversi soggetti (istituti di ricerca scientifica, imprese farmaceutiche, società che operano in ambito sanitario), è anche vero che la raccolta, la memorizzazione e la trasmissione di tali informazioni devono essere fatte oggetto di particolare cura e attenzione con riferimento alla disciplina giuridica applicabile al singolo caso, a tutela della privacy del paziente e del medico. Esaminiamo una casistica riassuntiva delle problematiche più frequenti, la fornitura di dati da un medico di Medicina Generale a un soggetto privato: le criticità giuridiche collegate a un simile rapporto contrattuale variano a seconda del trattamento di tali informazioni, e specificamente della configurazione del sistema informatico-telematico così realizzato, nonché della natura del soggetto privato che costituisce la seconda parte contrattuale.

Nel caso in cui l'impresa con la quale il medico stipula il contratto sia interessata, a scopo di reimpiego sul mercato, alla raccolta di informazioni su prescrizioni di prodotti farmaceutici sotto forma di elaborazioni statistiche, un simile utilizzo delle suddette informazioni dovrebbe comportare la trasmissione delle stesse all'impresa controparte già in forma anonima, quindi disgiuntamente rispetto al nome e cognome del paziente cui, a seguito di una specifica patologia, è stato prescritto un determinato farmaco. Ne consegue che il dato, fin dal momento del suo invio al soggetto privato, non sarebbe più un dato sanitario e personale, mancando del riferimento a una persona identificata (con nome o cognome) o identificabile (con un numero o un codice), bensì un dato anonimo che, come tale, fuoriesce dall'ambito di applicazione del Codice della privacy.

Altro è il caso in cui, a seguito di appositi accordi tra il medico di e un'impresa privata, si verificasse la trasmissione telematica di dati sanitari veri e propri, inclusi quindi il nome e il cognome del paziente. In questo caso, ai sensi della normativa sulla privacy, si verificherebbe una comunicazione di dati sanitari dall'esercente la professione sanitaria a un soggetto privato. Una tale evenienza è stata prevista dal Garante della privacy, il quale nell'Autorizzazione n. 2/2005 al punto 5, rubricato "Comunicazione e diffusione di dati", stabilisce che "I dati idonei a rivelare lo stato di salute (…) possono essere comunicati a soggetti pubblici e privati", comprese "le aziende che svolgono attività strettamente correlate all'esercizio delle professioni sanitarie o alla fornitura all'interessato di beni, prestazioni o servizi". La comunicazione di cui sopra può tuttavia essere effettuata "nei limiti strettamente pertinenti agli obblighi, ai compiti e alla finalità di cui al punto 1". Laddove il punto 1.2, con riferimento alle finalità, autorizza il trattamento da parte di organismi privati qualora si tratti di "scopi di ricerca scientifica, anche statistica, finalizzata alla tutela della salute dell'interessato, di terzi o della collettività in campo medico, biomedico o epidemiologico, allorché si debba intraprendere uno studio delle relazioni tra i fattori di rischio e la salute umana, o indagini su interventi sanitari di tipo diagnostico, terapeutico o preventivo, ovvero sull'utilizzazione di strutture sociosanitarie, e la disponibilità di dati solo anonimi su campioni della popolazione non permetta alla ricerca di raggiungere i suoi scopi". Si precisa, inoltre, che "in tali casi occorre acquisire il consenso (in conformità a quanto previsto dagli articoli 106, 107 e 110 del Codice), e il trattamento successivo alla raccolta non deve permettere di identificare gli interessati anche indirettamente, salvo che l'abbinamento al materiale di ricerca dei dati identificativi dell'interessato sia temporaneo ed essenziale per il risultato della ricerca, e sia motivato, altresì, per iscritto" e che "i risultati della ricerca non possono essere diffusi se non in forma anonima". Da quanto contenuto nell'autorizzazione n. 2 sembrerebbe doversi concludere che, qualora il medico intenda comunicare dati sanitari a un soggetto privato, debba inserire nell'informativa al paziente l'indicazione, le modalità, le caratteristiche e le finalità di tale comunicazione, affinché il consenso del paziente possa dirsi effettivamente informato e che il suddetto medico debba premurarsi di raccogliere il consenso del paziente anche su questo punto.

Inoltre, tale comunicazione e il successivo trattamento saranno possibili solo qualora siano conformi ai fini di cui sopra, fini nei quali l'aspetto commerciale è veramente *in limine* e *in primis* è collocata la salute dell'individuo e/o della collettività. Si tenga conto che qualora tale comunicazione avvenga con modalità informatico-telematica i soggetti coinvolti (operatore sanitario e imprese) non potranno assolutamente esimersi dall'applicazione delle misure di sicurezza di cui al combinato disposto degli articoli 22 commi 6 e 7, 34 comma 1 lettera h, e dei punti 19.8 e 24 dell'Allegato B; pertanto l'eventuale cifratura del canale di trasmissione non sarà assolutamente sufficiente.

Concludendo, e considerato quanto sopra, si può ritenere che l'intento del Garante sia che, nel caso in cui lo scopo primario sia di carattere commerciale, le informazioni raccolte, memorizzate e trasmesse da operatore sanitario a impresa e da impresa a impresa debbano essere organizzate interamente in forma anonima e aggregata fin dall'origine della raccolta; nel caso in specie fin dalla raccolta presso il medico di medicina generale. Data la finalità commerciale, infatti, il trattamento di informazioni abbinate al nome e cognome del paziente – e dunque di dati sanitari – risulterebbe superfluo, e quindi contrario al principio di necessità che presiede al trattamento dei dati personali, essendo sufficiente l'utilizzo di informazioni in forma statistica e aggregata.

Problematiche deontologiche

Al pari della medicina tradizionale, anche nella telemedicina assume una fondamentale importanza la correttezza professionale del medico, i cui principi sono regolati dal Codice Deontologico, sia per ciò che riguarda la tutela della professione, sia per quanto concerne il rapporto medico-paziente; proprio il rapporto medico-paziente presenta numerose implicazioni di carattere etico che non possono in alcun modo essere trascurate, soprattutto per garantire e tutelare al meglio l'ammalato.

I due aspetti principali da tenere in considerazione sono il rispetto del segreto professionale, che garantisce e tutela la sicurezza e la riservatezza della vita privata del paziente, e l'informazione e il consenso del paziente, per il quale il medico, prima di effettuare qualsiasi tipo di intervento, deve ottenere il pieno assenso del paziente, dopo averlo informato nel modo più esauriente possibile (il cosiddetto consenso informato).

L'elemento che accomuna entrambi i doveri è sicuramente la necessità di salvaguardare al meglio la sicurezza e la riservatezza dei dati clinici; viene da chiedersi, allora, se questi aspetti possano essere garantiti pienamente dagli strumenti e dalle procedure comunemente usati in telemedicina come, ad esempio, le cartelle cliniche elettroniche. La sicurezza riguarda, in primo luogo, la protezione delle informazioni, ovviamente, a livello tecnologico: occorre, pertanto, creare chiavi di accesso personalizzate e regolate per tenere sotto controllo la divulgazione e l'alterazione dei dati. In relazione a questa problematica, tuttavia, è necessario prendere atto del fatto che, a tutt'oggi, non esiste un sistema che garantisca la totale sicurezza né una normativa che tuteli efficacemente la gestione delle cartelle cliniche elettroniche.

Per quanto concerne la privacy, si tratta di un diritto costituzionale di ogni individuo, a maggior ragione del malato, al quale è riconosciuta la piena facoltà di decidere se e come divulgare le informazioni che lo riguardano e che, come tali, appartengono in primo luogo a lui; la riservatezza, pertanto, diventa un obbligo per il medico, da assolvere sia dal punto di vista etico che legale. Accanto all'esistenza di leggi che tutelano la privacy (prima fra tutte la 675/96) occorre tuttavia la predisposizione, da parte del paziente, ad accettare con fiducia le novità che le tecnologie offrono nel campo medico, oltre a una totale fiducia nei confronti del professionista con il quale si è stabilita la relazione; senza quest'ultimo presupposto, infatti, il rapporto medico-paziente viene inficiato alla base, con la conseguente compromissione del dialogo e della collaborazione tra i due "attori" del processo.

A ogni modo, il fatto che i dati elettronici computerizzati possono essere fonte di trasgressione del segreto professionale ha portato la Conferenza Internazionale degli Ordini della Comunità Europea a stabilire che ogni banca dati informatizzata dovrebbe essere posta sotto la responsabilità di un medico designato per salvaguardare il rispetto dell'etica professionale; le banche di dati clinici, inoltre, non dovrebbero avere alcun tipo di legame con altre tipologie di banche dati. Anche il Codice di Deontologia Medica ha ampliato la sua sfera di interesse in relazione alle novità apportate dall'uso delle nuove tecnologie al campo sanitario; in esso viene energicamente ribadito il dovere, da parte dei professionisti del settore sanitario, di garantire e tutelare al meglio la privacy dei pazienti. In definitiva, si può affermare con certezza che è andata diffondendosi la convinzione per la quale il progresso tecnologico in campo medico debba sempre procedere di pari passo con un adeguato sviluppo, in ambito legale ed etico, di norme che salvaguardino l'accesso ai dati e il diritto del malato alla riservatezza.

L'immissione in rete di dati clinici, parallelamente alla questione della riservatezza, stanno alla base di un'ulteriore problematica etica, e cioè quella riguardante la condivisione dei dati medici. All'interno delle più comuni pratiche di telemedicina (si pensi a un teleconsulto oppure alla discussione di casi clinici particolari a fini didattici o di aggiornamento), è prassi consolidata quella di condividere i dati medici, che circolano, solitamente, rispettando l'anonimato degli interessati; se, tuttavia, dovesse venire a mancare l'anonimato, ci si può trovare in presenza di una violazione dei diritti del paziente, al quale non è stato chiesto alcun tipo di consenso né è stata fornita un'adeguata informazione. Per evitare di incorrere in questo tipo di errori e rendere eticamente accettabile l'utilizzo delle tecnologie telematiche in ambito medico occorre, pertanto, il consenso del paziente all'utilizzo dei dati o, quantomeno, fare in modo che da questi ultimi non trapelino le informazioni dalle quali si potrebbe risalire alla persona cui essi fanno riferimento. Il consenso all'atto medico risulta, quindi, fondamentale, poiché proprio grazie a esso il paziente esprime la sua libera volontà e la sua piena autonomia.

Fondamento di tale consenso è sicuramente l'informazione precisa, corretta ed esauriente che il professionista è tenuto a fornire all'ammalato; un'informazione che contribuisce a evitare due possibili fattori di rischio per la relazione medico-paziente, ovvero la tendenza del primo a imporre la propria autorità e quella del secondo a cercare soluzioni terapeutiche "fai da te".

Per alcune delle applicazioni in uso in telemedicina, ad esempio la teleformazione, il consenso del paziente è obbligatorio per l'inserimento dei dati in rete da parte dei medici, oltre che per soddisfare l'esigenza della libera circolazione degli stessi tra gli specialisti che intendono discutere e confrontarsi sulle terapie migliori da adottare per il bene dell'ammalato.

Informazione e consenso, quindi, per rafforzare il rapporto tra medico e paziente, sotto il profilo della fiducia e della correttezza professionale, e anche della corretta e piena conoscenza degli utilizzi e degli scopi delle nuove tecnologie.

Dal punto di vista della compilazione delle cartelle cliniche, il problema del consenso resta aperto in quanto, attualmente, per la compilazione delle cartelle tradizionali non è necessario ottenere il consenso del paziente; la cartella clinica, infatti, non necessita di alcuna firma, dato che invece è richiesto in caso di procedure invasive, quali possono essere, ad esempio, le trasfusioni o gli interventi chirurgici. Il problema di fondo è che il paziente conosce perfettamente il tipo di utilizzo che può essere fatto di una scheda cartacea, mentre può restare interdetto davanti alla possibilità di vedere inseriti i propri dati all'interno di un computer, senza sapere quale sarà la loro effettiva diffusione e da quante e quali persone questi dati potranno essere consultati; spetta al personale competente, pertanto, spiegargli che le informazioni che lo riguardano saranno accessibili soltanto a medici e infermieri e che, in realtà, si tratta semplicemente di passare dal tradizionale supporto cartaceo a quello informatico. In tal modo potranno essere fugati tutti i dubbi che possono, legittimamente, nascere nel paziente, e potrà essere alimentata la fiducia nelle nuove pratiche mediche, in modo da favorirne sempre più la diffusione.

Un altro aspetto interessante, sia dal punto di vista etico che legale, è quello della responsabilità diagnostica del medico. Tale problematica si delinea soprattutto nel momento in cui, attraverso la telediagnosi, lo specialista elabora la propria diagnosi sulla base delle immagini che gli vengono sottoposte in rete e solleva la questione se sia possibile (e accettabile) che un'operazione tanto importante e delicata possa essere effettuata attraverso il monitor di un computer. Entrambe le posizioni sono diffuse tra i medici: alcuni, infatti, si fanno convinti assertori delle nuove metodologie, mentre altri continuano a sostenere l'impraticabilità della nuova strada, non pienamente certi dell'affidabilità e della precisione degli strumenti telematici. Per consentire la massima diffusione delle nuove pratiche occorre, pertanto, garantire al meglio l'affidabilità e la precisione degli strumenti utilizzati; nel momento in cui si accerta la perfetta identità tra l'immagine reale e quella riprodotta sullo schermo, non possono esserci più obiezioni sulla validità ed efficacia della telediagnosi.

Il rispetto di tutti gli elementi finora evidenziati – tutela della privacy del paziente, il consenso informato, la responsabilità diagnostica – rappresenta la volontà nell'ambito della medicina di superare definitivamente la visione organicistica per giungere, invece, a una visione globale del malato come persona, rafforzando, in tal modo, il rapporto medico-paziente; tale rispetto, pertanto, deve essere garantito anche laddove si faccia uso delle nuove tecnologie e si utilizzino strumenti innovativi per la pratica medica.

Letture consigliate

Angelini V (1999) Anche il consulto telefonico ha le sue regole. Avvenire medico
Benciolini P, Viafora C (1993) Problemi etici nel rapporto medico-paziente. La relazione che guarisce. Fondazione Lanza, Gregoriana Libreria Editrice, Padova
Bonelli Johannes (1996) La sfida tecnologica nella medicina moderna. Dolentium Hominum, n. 1, pp. 115-118
Engelhardt D (1999) Il rapporto medico-paziente in mutamento: ieri, oggi, domani. Medicina e Morale, n. 2, pp. 265-299
Engelhardt HT JR (1991) Manuale di bioetica. Il Saggiatore, Milano
Iandolo C (1993) Parlare col malato. Tecnica, arte ed errori della comunicazione. Armando Editore, Roma
Martini CM (1984) Etica ed evoluzione tecnologica nella medicina contemporanea. Medicina e Morale, 1984/1, pp. 5-10
Pellegrino ED, Thomasma DC (1992) Per il bene del paziente. Tradizione e innovazione nell'etica medica. Edizioni Paoline, Milano
Spinsanti S (1992) Etica bio-medica. Edizioni Paoline, Milano

CAPITOLO 6

Il futuro della telemedicina

Elisa Manzi, Silvia Selvaggi, Vincenzo Sica

L'evoluzione delle figure professionali

Lo sviluppo e la diffusione dell'Informatica Medica e della telemedicina sembravano dover apportare sostanziali modifiche al modo di concepire le diverse figure professionali coinvolte nel sistema sanitario; la messa a punto di strumentazioni sempre più sofisticate poteva dare adito al "timore" di una progressiva e irreversibile sostituzione dei professionisti con macchine o robot perfettamente in grado di svolgere il loro lavoro oppure, nel caso specifico della telemedicina, di una separazione netta e definitiva tra medici e pazienti, entrambi celati dietro a un computer.

In realtà, gli operatori sanitari sono sempre "presenti", in contatto costante con i loro assistiti, per analizzarne lo stato di salute, elaborare una corretta diagnosi e decidere la terapia più adeguata da seguire. In questo scenario così tecnologicamente evoluto, perciò, i medici e tutti gli operatori coinvolti nell'assistenza sanitaria non solo non vengono in alcun modo sostituiti o "nascosti" dalle macchine, ma verranno investiti da precise e, forse, maggiori responsabilità nei confronti dei pazienti; i cambiamenti riguarderanno, infatti, sia le diverse professionalità coinvolte, sia le modalità di approccio con gli assistiti. In relazione a quest'ultimo aspetto, per esempio, bisognerà prestare un'attenzione costante all'atteggiamento del paziente nei confronti di questa nuova tipologia di assistenza; occorrerà infondergli una sempre crescente fiducia in modo che sia in ogni momento perfettamente consapevole e sicuro di non essere abbandonato a se stesso, pur mancandogli il contatto umano diretto con i sanitari.

Ecco, pertanto, la necessità di formare figure professionali capaci di trasmettere sicurezza agli ammalati e di offrire loro il sostegno adeguato in un ambiente che, diventato "virtuale", rischia di avviare pericolosi processi di spersonalizzazione, con conseguenze psicologiche potenzialmente devastanti. I cambiamenti riguarderanno le professionalità anche in senso più stretto: non essendoci contatti diretti con i pazienti, alle difficoltà già di per sé presenti in un qualsiasi processo di elaborazione di diagnosi e scelta di una terapia, si affiancano le mediazioni costituite dai sistemi di telemedicina e dalla fitta rete di specialisti che sono coinvolti. Nuove figure professionali, inoltre, andranno ad aggiungersi a quelle più strettamente legate all'ambito medico.

Occorrerà formare personale tecnico capace di fornire informazioni specializzate per il sistema socio-sanitario, capace di porsi come efficace interfaccia con il sistema dei fornitori di prodotti e servizi, capace di partecipare e fornire validi contributi sia alla fase di progettazione che ristrutturazione delle strutture sanitarie, sia alla gestione e manutenzione dell'apparato tecnologico.

Oltre al personale tecnico sempre più specializzato, saranno coinvolti esperti in Psicologia, per migliorare la qualità della comunicazione e la comprensione dei bisogni degli ammalati; in Sociologia, per effettuare monitoraggi sul territorio ed elaborare la rete di interventi; in Economia, per quantificare le spese e gestire razionalmente le risorse.

Per quanto riguarda il personale infermieristico e paramedico, sarà necessario formare gli addetti per avviarli alla familiarizzazione con le nuove strumentazioni tecnologiche, ma anche per renderli sempre più attivi nel processo di sostegno psicologico al paziente e nel ruolo di mediazione tra quest'ultimo e le macchine.

Anche il personale addetto ai servizi di informazione dovrà avere la capacità di comprendere le reali esigenze degli assistiti, fornire loro le conoscenze richieste, ponendosi come un valido punto di riferimento.

In quest'ottica, andranno sempre più pensati servizi capaci di offrire informazioni sempre complete e affidabili, che possano rappresentare un valido aiuto per il paziente, sia dal punto di vista funzionale e pratico che da quello psicologico.

Conclusioni

Esaminando il progresso tecnologico nel campo della medicina emerge sempre più rafforzato uno degli obiettivi principali dell'attività medica: il miglioramento della qualità della vita. Proprio le applicazioni telematiche, infatti, possono portare innumerevoli vantaggi, tutti riferibili all'obiettivo di rendere migliore la vita delle persone, sotto tutti i punti di vista quali:
- annullamento delle distanze spazio-temporali;
- tempestività delle diagnosi e, di conseguenza, delle terapie;
- riduzione dei costi;
- possibilità per il paziente di essere seguito da equipe altamente specializzate;
- possibilità di accrescere e migliorare il livello delle conoscenze di tutti gli operatori sanitari.

La telemedicina, quindi, concepita per migliorare la qualità della vita, è da considerarsi eticamente valida, proprio perché orientata verso il paziente che viene considerato prima di tutto una persona. Essa non si pone in alternativa alla medicina tradizionalmente intesa ma ne diventa un valido supporto, grazie all'enorme contributo e alle facilitazioni che offre al lavoro del medico e di tutti i soggetti coinvolti.

Conclusioni

Negli operatori sanitari si rileva, generalmente, una decisa volontà di ampliare le proprie competenze nel campo della telemedicina in quanto é unanimemente riconosciuto che le nuove tecnologie, e più in generale la telemedicina, avranno un impatto socio-economico sempre maggiore nella nostra società nel medio e lungo periodo. Non mancano, tuttavia, dubbi e diffidenza, facilmente superabili attraverso un più appropriato approccio culturale, che contribuisca a portare la telemedicina nella pratica clinica quotidiana; tale approccio può essere raggiunto attraverso un processo continuo di formazione e qualificazione del personale sanitario.

Parallelamente, queste stesse esperienze hanno evidenziato che esistono vari tipi di difetti, legati a problemi tecnologici (nel passato linee telefoniche non soddisfacenti, oggi la mancanza di standard adeguati, ecc.), alle carenze del mondo industriale (come l'insufficienza della rete di vendite, la scarsa conoscenza dei prodotti), alle carenze delle strutture pubbliche (la lentezza della burocrazia, i ritardi nei pagamenti, ecc.), alle carenze delle direzioni sanitarie (scarsi investimenti per introdurre le tecnologie, la non evidenza dei benefici, ecc.), a problemi culturali (un certo conservatorismo della classe medica, la diffidenza degli operatori, la formazione inadeguata, ecc.). Per ovviare a tali difetti il sistema della ricerca deve tener conto di diversi aspetti:

- dal punto di vista della ricerca occorre avviare progetti e sperimentazioni che portino alla realizzazione di applicazioni innovative ma che tengano sempre conto delle reali esigenze dell'utenza;
- dal punto di vista della formulazione di scenari occorre avviare studi sull'evoluzione del settore, per avere dei validi punti di riferimento per le scelte e le priorità;
- dal punto di vista delle infrastrutture è necessario predisporre i meccanismi per una sempre più efficace partecipazione degli operatori sanitari e dei pazienti (e delle loro associazioni) alla costruzione di una rete di tecnologie e di competenze (si pensi, ad esempio, a una rete trapianti);
- dal punto di vista della formazione e aggiornamento professionale è necessario mantenere sempre uno standard alto del livello culturale degli operatori sanitari nel settore della telemedicina.

Ciò comporta che negli scenari futuri della telemedicina si dovrà fare riferimento all'insieme dei seguenti soggetti:
- i fruitori dei servizi sanitari;
- i fornitori delle prestazioni sanitarie (medici, infermieri, ecc.) sia a livello ospedaliero, sia distribuiti nel territorio e cooperanti con l'ospedale (medico di base o privato, poliambulatori, laboratori di analisi);
- gli operatori nell'ambito della prevenzione e dell'educazione sanitaria;
- le strutture di formazione del personale sanitario (università, scuole infermieristiche, ecc.), in particolare in relazione al tirocinio ospedaliero;
- gli organi di controllo e programmazione (Ministero della Sanità, Osservatori Epidemiologici Regionali, Istituto Superiore di Sanità, ecc.).

È auspicabile che le nuove esigenze dei manager delle Aziende Sanitarie (ci riferiamo, in particolar modo, a un uso sempre più razionale delle risorse a disposizione), oltre alla necessità di porre il paziente sempre più al centro del processo di cura con una nuova consapevolezza degli strumenti che la tecnologia mette a disposizione, favoriscano una diffusione e uno sviluppo sempre crescenti di questo nuovo modo di concepire l'assistenza medica.

La telemedicina, quindi, si pone come supporto alla riorganizzazione del Sistema Sanitario contribuendo, oltre al già citato abbattimento dei costi, anche alla riduzione dei disservizi delle strutture nelle quali si verificano carenze di personale; come supporto all'attività professionale degli operatori sanitari, diventando garanzia di continuità di cura del paziente, grazie alla cooperazione tra le diverse strutture dislocate sul territorio; come supporto ai cittadini che acquisiscono la possibilità di partecipare in maniera più attiva alla scelta delle proprie cure, oltre che una maggiore responsabilità nei confronti della propria salute.

Tuttavia, se l'applicazione della telemedicina non verrà adeguatamente accompagnata da una revisione globale delle organizzazioni sanitarie coinvolte (comprese quelle che continuano a dedicarsi alle pratiche "tradizionali", poiché si troveranno di fronte a un mutamento di quantità e di caratteristiche della propria "utenza" di riferimento), tale applicazione rischierà di tramutarsi in un costo aggiuntivo, oltre che sfociare in un fallimento dal punto di vista clinico.

Glossario

A

Accessibilità
Capacità di un dispositivo o di un servizio di essere fruibile con facilità a qualsiasi tipologia di utente.

ADT - *Admission Discharge Transfer*
Software usato negli ospedali per la gestione dei pazienti

ANSI - *American National Standards Institute*
Istituto Americano di Normalizzazione, è un'organizzazione privata no profit che produce standard industriali per gli Stati Uniti, nel rispetto della salute dei consumatori e della protezione dell'ambiente.

Application Server
È un software che fornisce l'infrastruttura e le funzionalità di supporto, sviluppo ed esecuzione di applicazioni e componenti server in un contesto distribuito. Si tratta di un complesso di servizi orientati alla realizzazione di applicazioni multilivello ed enterprise, con alto grado di complessità, spesso orientate per il web.

ASTM - *American Society for Testing and Materials*
È un organismo di normalizzazione statunitense che si occupa della definizione dei materiali e dei metodi di prova in quasi tutte le industrie, con una prevalenza nell'industria petrolifera e petrolchimica.

AVG - *Ambulatory Visit Groups*
Gruppi correlati alla diagnosi che mettono in relazione la diagnosi del paziente ai costi del trattamento in regime ambulatoriale.

AVI - *Audio Video Interleave*
È un formato di file che come contenitore multimediale e può archiviare uno o due flussi audio e un flusso video.

B

Biotecnologie
Applicazioni tecnologiche che utilizzano sistemi biologici, organismi viventi o derivati di questi per produrre o modificare prodotti o processi per un fine specifico.

C

CCD - *Charged Coupled Device*
Dispositivo costituito da un circuito integrato formato da una riga, o da una griglia, di elementi semiconduttori in grado di accumulare una carica elettrica proporzionale all'intensità della radiazione elettromagnetica che li colpisce.

CD
Disco ottico utilizzato per la memorizzazione di informazioni in formato digitale.

CD–R - *Recordable Compact Disc*
Compact disc masterizzabili.

CEN
Comitato Europeo di Normazione - Ente normativo che ha lo scopo di produrre e armonizzare norme tecniche in Europa.

CENELEC
Comitato Europeo di Normazione Elettrotecnica - Si occupa di regolamentazione e norme che aiutano lo sviluppo del mercato unico europeo per i prodotti elettrici ed elettronici e dei servizi, eliminando gli ostacoli al commercio, creando nuovi mercati e tagliando i costi.

CORBA - *Common Object Request Broker Architecture*
Standard usato per consentire la comunicazione tra componenti indipendentemente dalla loro distribuzione sui vari nodi della rete e dai linguaggi di programmazione con cui sono stati sviluppati.

CR - *Computed Radiography*
Esame radiografico computerizzato.

CT - *Computed Tomography*
Tomografia computerizzata.

CUP
Centro Unico di Prenotazione per le prestazioni mediche ambulatoriali e ospedaliere.

D

Dato
Una rappresentazione di fatti (dal latino *datum* che significa letteralmente "fatto"), concetti o istruzioni in un modo formale che sia adatto alla comunicazione, interpretazione o elaborazione da parte dell'uomo o di strumenti automatici.

DB - *Database*
Basi di dati.

DBMS - *Database Management System*
Sistema software progettato per consentire a più utenti di creare e gestire efficacemente un database.

DCOM - *Distributed Component Object Model*
Modello ad oggetti per componenti distribuiti è una tecnologia informatica sviluppata da Microsoft basata sul *Component Object Model* che permette di effettuare chiamate di procedure remote attraverso una rete, occupandosi di tutte le mediazioni necessarie, in maniera indipendente dal linguaggio.

DICOM - *Digital Imaging and Communications in Medicine*
Standard di trasmissione e conservazione di immagini diagnostiche

DICOM SR DICOM - *Structured Reporting*
Definisce come parte dello standard DICOM il referto che contiene oltre al testo le immagini dello studio che hanno contribuito alla diagnosi.

DLT - *Digital Linear Tape*
Nastro magnetico destinato alla memorizzazione di dati.

DPS - *Documento Programmatico della Sicurezza*
Documento che attesta la corretta adozione delle previste procedure che riguardano il trattamento dei dati personali.

DPACS - *Data and Picture Archiving and Communication System*
Sistema per l'archiviazione e la comunicazione di dati e immagini.

DR - *Digital Radiography*
Radiografia Digitale.

DRG - *Diagnosis-related group*
Corrisponde all'italiano ROD (Raggruppamenti Omogenei di Diagnosi). È un sistema che consente di classificare i pazienti dimessi dalle strutture sanitarie in gruppi omogenei in relazione alle risorse impegnate. La quantificazione economica di queste risorse dovrebbe consentire un miglior controllo della spesa sanitaria.

DTD - *Document Type Definition*
È la prima riga di un documento XML e indica le regole che saranno seguite nel documento stesso. Il DTD può essere parte del documento XML (internal set), oppure essere un documento a parte (external set), nel qual caso vari documenti XML possono puntare alla stessa DTD.

DVD - *Digital Versatile Disk*
Supporto di memorizzazione dati di tipo ottico.

E

EDI - *Electronic Data Interchange*
Scambio elettronico di dati.

EFTA - *European Free Trade Association*
Associazione europea di libero scambio fondata negli anni '60 come alternativa per gli stati europei che non volevano, o non potevano ancora, entrare nell'Unione Europea.

E-Learning
Metodologia didattica che consente di erogare contenuti formativi attraverso la rete Internet, offrendo la possibilità di un apprendimento flessibile, personalizzabile e facilmente accessibile.

EPR - *Electronic Patient Record*
Registrazione elettronica del paziente.

ERDDS - *European Radiological Digital Data System*
Progetto europeo realizzato da strutture pubbliche e private finalizzato ad uniformare la nomenclatura e le procedure adottate in ambito radiologico.

ERTN - *European Radiological Trans-Nomenclature*
Nomenclatore Europeo costruito dal progetto ERDDS per facilitare le comunicazioni tra le strutture radiologiche.

F

Framework
Nel linguaggio informatico, viene utilizzato per descrivere la struttura operativa nella quale viene elaborato un dato software. Un framework in generale include software di supporto, librerie, un linguaggio per gli script e altri software che possono aiutare a mettere insieme le varie componenti di un progetto.

FSE - Fascicolo Sanitario Elettronico
Raccoglitore elettronico delle informazioni cliniche relative alla persona. Tali informazioni possono essere ricavate da qualunque struttura sanitaria al fine di facilitare il lavoro di ogni operatore che debba prestare ulteriori cure a quella persona.

G

GIF - *Graphics Interchange Format*
Formato per immagini molto utilizzato nel World Wide Web, sia per immagini fisse che per le animazioni.

H

HIS - *Hospital Information System*
Sistema informativo ospedaliero.

HIMSS - *Healthcare Information and Management Systems Society*
Organizzazione dedicata alla promozione di una migliore comprensione dei sistemi di informazione e gestione della salute pubblica.

HL7 - *Health Level Seven*
Standard progettato per facilitare la comunicazione tra applicazioni diverse che effettuano transazioni di tipo clinico ed amministrativo.

HTML
Il linguaggio in cui sono scritti i documenti ipertestuali del World Wide Web. L'HTML consente di unire al testo delle istruzioni particolari che riguardano l'aspetto delle pagine e i link. Queste istruzioni verranno lette dal browser quando questo dovrà rappresentare la pagina.

http
Protocollo per il trasferimento di informazioni ipertestuali. Utilizzato sul World Wide Web.

I

IBSE - Infrastruttura di Base della Sanità Elettronica
Infrastruttura che definisce le strategie finalizzate alla realizzazione del Fascicolo Sanitario Elettronico.

ICT - *Information and Communication Technology*
Tecnologie che consentono di elaborare e comunicare l'informazione attraverso mezzi digitali.

ICD - *International Classification of Diseases*
Classificazione internazionale delle malattie e dei problemi correlati, stilata dall'Organizzazione mondiale della sanità per una migliore gestione della salute pubblica.

ID – *Identifier*
Identificativo.

IEEE - *Institute of Electrical and Electronic Engineers*
Istituto degli ingegneri elettrici ed elettronici il cui scopo principale è quello di cercare nuove applicazioni e teorie nella scienza elettrotecnica, elettronica, informatica,m meccanica e biomedica, per migliorare la qualità della vita e valorizzare al massimo l'attività dei professionisti coinvolti.

IHE - *Integrating the Healthcare Enterprise*
Iniziativa nata per dimostrare le possibilità di integrazione a partire dagli standard esistenti od emergenti, rappresenta la 'grammatica' che adopera i linguaggi standardizzati.

IMS - Istituto di Management Sanitario di Milano
Istituto che opera esclusivamente nel settore sanitario e socio assistenziale nell'ambito delle aree della Consulenza di Direzione ed Organizzazione Gestione globale di strutture sanitarie e socio assistenziali.

Informazione
Una qualsiasi aggregazione di dati di cui sia noto, oltre al valore, anche il significato oppure un incremento di conoscenza che può essere acquisita (o inferita) dai dati.

Interoperabilità
Con il termine interoperabilità viene caratterizzata la capacità di due sistemi di lavorare insieme correttamente. Si può genericamente affermare che tra due applicazioni esiste interoperabilità rispetto ad una specifica funzione quando un'applicazione può accettare i messaggi inviati dall'altra e fornire la funzione richiesta in modo appropriato e soddisfacente, senza l'intervento di un operatore esterno.

IOD - *Information Object Definition*
Nello standard DICOM, l'informazione che deve essere rappresentata.

Ipertesto
Termine coniato da Ted Nelson nel 1965 per indicare un documento in cui alcuni elementi (detti collegamenti ipertestuali, o link) fanno riferimento - e permettono di accedere - ad altre parti del testo o ad altri documenti.

ISO - *International Standard Organization*
Organizzazione internazionale per la definizione di norme tecniche.

IT - *Information Technology*
Insieme delle tecnologie che consentono di elaborare e comunicare l'informazione attraverso mezzi digitali.

J

JPEG - *Joint Photographic Experts Group*
Il comitato di esperti che ha definito per primo lo standard di compressione per immagini a tono continuo. È un formato gratuito e open source.

JSP - *Java Server Pages*
Tecnologia Java per lo sviluppo di applicazioni Web che forniscono contenuti dinamici in formato HTML o XML.

L

LAN - *Local Area Network*
Rete in area locale.

LIS - *Laboratory Information System*
Sistema informativo usato in ambito sanitario.

LOINC - *Logical Observation Identifiers Names and Codes*
Altro standard in Informatica Medica che mira al fornire un set di codici e nomi universali per identificare indagini di laboratorio ed altre indagini cliniche.

LUT - *Look Up Table*
Struttura dati di consultazione.

M

Mass Media
Mezzi di informazione che raggiungono un vasto pubblico.

MesH - *Medical Subject Headings*
Vocabolario controllato (o sistema di metadati) ideato con l'obiettivo di indicizzare la letteratura scientifica in ambito biomedico.

MDC - *Major Diagnostic Category*
Gruppi di diagnostici principali che formano la struttura del sistema di classificazione DRG.

MIB - *Medical Information Bus*
Applicazione informatica per la sanità, il cui scopo è la definizione di standards di connessione tra i dispositivi sanitari e i computer degli ospedali.

MOD - *Magneto-Optical Disk*
Disco ottico magnetico.

MMS - *Multimedia Messaging Service*
Messaggi multimediali da inviare e ricevere sul proprio telefono che possono contenere testo, audio, immagini e filmati.

MRI - *Magnetic Resonance Imaging*
Tecnica di generazione di immagini a scopo diagnostico basata sul principio della risonanza magnetica nucleare.

MS-HUG - *Microsoft Health Users Group*
Gruppo di informatici interessati alla creazione di nuove soluzioni per l'amministrazione informatizzata in ambito medico.

MVC - *Model View Controller*
Metodologia che separa gli oggetti in tre livelli: Model che rappresenta i dati dell'applicazione, View che rappresenta la visualizzazione degli oggetti e Controller che rappresenta l'insieme di regole che permettono la trasformazione degli input sulle viste in modifiche del modello.

Multicanalità
Servizio che permette all'utente di ottenere l'informazione di proprio interesse attraverso due o più canali di comunicazione, quali ad esempio il World Wide Web, la telefonia fissa, il cellulare, la televisione, ecc. Multicanalità non significa solo aggiungere più canali all'interazione ma integrare i canali in un'esperienza di interazione più ampia e coinvolgente.

N

New Media
Mezzi di comunicazione di massa sviluppatisi posteriormente alla nascita dell'informatica e in correlazione ad essa.

O

OMG - *Object Management Group*
Consorzio di aziende informatiche.

OMS
Organizzazione Mondiale della Sanità - Agenzia specializzata dell'ONU per la salute che ha come obiettivo il raggiungimento da parte di tutte le popolazioni del livello più alto possibile di salute, definita come condizione di completo benessere fisico, mentale e sociale, e non soltanto come assenza di malattia o di infermità.

OSI - *Open Systems Interconnection*
Protocollo modulare di comunicazione.

P

PACS - *Picture Archiving and Communication System*
Sistema di archiviazione immagini indicizzato usato, ad esempio, per le TAC.

Persistenza
La persistenza è la proprietà che consente ai dati sanitari di sopravvivere alle applicazioni che li hanno generati.

PBL - *Problem Based Learning*
Esercizio di uso comune nell'educazione in ambito scientifico, in cui l'apprendimento ha luogo attraverso l'esecuzione di un progetto e l'individuazione di un problema.

R

RAID - *Redundant Array of Inexpensive Disks*
Sistema informatico che usa un insieme di dischi rigidi per condividere o replicare le informazioni.

RELMA - *Regenstrief LOINC Mapping Assistant*
Utility sviluppata per facilitare la ricerca all'interno del database LOINC.

RIA - *Rich Internet Application*
Applicazioni web che possiedono le caratteristiche e le funzionalità delle applicazioni desktop, senza però necessitare dell'installazione sul disco fisso.

RIM - *Reference Information Model*
Modello di riferimento per la gestione delle informazioni.

RIS - *Radiology Information System*
Database computerizzato utilizzato in radiologia per conservare, manipolare e distribuire dati e immagini radiografiche dei pazienti.

ROD - *Raggruppamenti Omogenei di Diagnosi*
Equivalente in italiano di DRG, gruppi correlati alla diagnosi che mettono in relazione la diagnosi del paziente ai costi del trattamento in regime di ricovero.

RSNA - *Radiological Society of North America.*

S

Satellitare
Tecnologia che utilizza i satelliti artificiali per la trasmissione di segnali.

SDO - Due possibili accezioni in questo contesto:
Standard Developing Organization
Ente americano che sviluppa e mantiene gli standard
Scheda di Dimissione Ospedaliera
Strumento utilizzato in tutti gli ospedali italiani per documentare il ricovero di ogni paziente.

SDTC - *Structured Documents Technical Committee*
Commissione Tecnica internazionale che ha formulato la prima specifica XML certificata per la sanità.

SERAM - *Sociedad Española de Radiología Médica*
Società Spagnola di Radiologia.

Server web
È un processo, e per estensione il computer su cui è in esecuzione, che si occupa di fornire, su richiesta del browser, una pagina web (spesso scritta in HTML). Le informazioni inviate dal server web viaggiano in rete trasportate dal protocollo HTTP. L'insieme di server web dà vita al World Wide Web.

SFR
Società Francese di Radiologia.

SGML - *Standard Generalized Markup Language*
Primo e semplice linguaggio base per la creazione di contenuti online sul quale è basato l'HTML.

SIAPEC
Società Italiana di Anatomia Patologica e Citodiagnostica.

SIRM
Società Italiana di Radiologia Medica.

SMS - *Short Message System*
Sistema per invio di brevi messaggi, nella telefonia cellulare.

SNOMED - *Systematized NOmenclature of MEDicine*
Vocabolario strutturato dei termini tecnici usati in medicina. Tutti i sostantivi, gli aggettivi, gli eponimi e gli altri elementi che compongono il linguaggio medico sono compresi in questa raccolta sistematica di nomi o nomenclatura.

SOAP - *Simple Object Access Protocol*
Protocollo basato su XML, che consente la comunicazione fra oggetti e applicazioni diverse su Internet basate con SOAP; un programma in Windows NT può comunicare con un altro programma basato su Linux tramite Internet, ed effettuare richieste di dati o inoltrarli. SOAP ha particolare facilità a lavorare nonostante i firewall, in quanto utilizza HTML e XML, invece di comandi propri.

SOP - *Service Object Pair*
Unità fondamentale di DICOM.

SQL - *Standard Query Language*
Linguaggio di programmazione per database.

SR - *Structured Reporting*
Report strutturato delle immagini radiografiche.

SSL - *Security Sockets Layer*
Protocollo crittografico che consente una comunicazione sicura e l'integrità dei dati all'interno della rete.

T

Tag
Elemento del linguaggio HTML per la creazione di pagine Web che definisce l'inizio o la fine di un comando.

Teleassistenza
Assistenza fornita in remoto da specialisti con interazione diretta o indiretta sul sistema locale.

Telediagnosi
Diagnosi effettuata a distanza attraverso l'utilizzo delle nuove tecnologie.

Telemedicina
L'insieme di tecniche mediche ed informatiche che consentono di curare i pazienti e di fornire loro servizi sanitari a distanza.

Teleconsulto
Sistema che utilizza il collegamento a distanza per chiedere il parere a uno specialista di un determinato settore, attraverso lo scambio di dati e immagini.

Telepatologia
Applicazione della telemedicina che permette di osservare ed analizzare a distanza campioni di tessuti in casi di particolare emergenza, consentendo ai patologi di esaminarli senza che siano materialmente presenti in ospedale.

TSE
Tavolo di Sanità Elettronica - Sede istituzionale di confronto e consultazione tra le Regioni, le Province autonome e l'amministrazione centrale per l'armonizzazione delle politiche della Sanità Elettronica e l'attuazione dei piani d'azione nazionale e regionali.

U

UID - *Unique Identifier*
Identificatore unico.

UNI
Ente Nazionale Italiano di Unificazione.

URL - *Uniform Resource Locator*
Strumento con il quale si rappresentano le coordinate di un sito o di un'informazione presente su Internet. È una sorta di indirizzo elettronico.

US - *Ultrasound Scanner*
Scanner ad ultrasuoni.

V

Voice XML
Linguaggio che consente lo sviluppo di applicazioni vocali in maniera rapida fornendo un'interfaccia di comunicazione tra il telefono e il computer esattamente come il linguaggio HTML fa per il testo e la pagina web.

W

WS – *Web Service* - Servizi web ovvero interfacce software erogatrici di servizi invocabili da altri computer della rete (locale o Internet) mediante messaggi XML.

Glossario

Workstation
Tipologia di computer non destinato a scopi specifici ma dalle alte prestazioni utilizzato, in particolare, da professionisti che necessitano di grandi potenze di calcolo.

WAP - *Wireless Application Protocol*
Standard di comunicazione che permette la visualizzazione di contenuti multimediali su dispositivi portatili.

WML - *Wireless Markup Language*
Linguaggio di marcatura (tag) simile all'HTM utilizzato per la creazione di documenti internet trasmessi via WAP.

WORM – *Write Once Read Many*
Dispositivo di memorizzazione sul quale si può scrivere una volta sola ma che può essere letto più volte.

WWW - *World Wide Web*
Un sistema ipertestuale globale che permette di accedere a file e programmi di Internet e di spostarsi da un documento all'altro o da un sito all'altro (cioè di "navigare"), attraverso i link. Sviluppato al Cern di Ginevra nei primi anni Novanta è oggi una delle applicazioni Internet più diffuse.

W3C - *World Wide Web Consortium*
Associazione nata nel 1994 con lo scopo di migliorare i protocolli e i linguaggi per il web, oltre a sviluppare al meglio le sue potenzialità.

X

XML - *eXtensible Markup Language*
Metalinguaggio creato e gestito dal *World Wide Web Consortium* (W3C) con lo scopo di offrire un metodo standard per immagazzinare, scambiare ed elaborare i dati. Il termine metalinguaggio indica che l'XML non è un linguaggio di programmazione, ma un linguaggio utilizzato per creare nuovi linguaggi atti a descrivere documenti strutturati. Come il linguaggio HTML anche l'XML è basato sull'utilizzo di tag, con la differenza che il primo ne mette a disposizione dei programmatori un insieme definito e ristretto, mentre con il secondo è possibile definirne a priori a seconda delle esigenze.

XML Schema
È un documento XML che utilizza un insieme di tag speciali per definire la struttura di un documento XML, una delle principali novità introdotte da questi ultimi. Schema che rispetto ai DTD ha la possibilità non solo di definire il tipo di dato di un elemento, ma anche di poter personalizzare un tipo di dato.

XPath
Consente di individuare gli elementi e gli attributi di un documento XML sui quali verranno applicate le operazioni necessarie per la presentazione dei dati.

XSL - *eXtensible Stylesheet Language*
È un insieme di tre linguaggi (XPath, XSLT, XSL-FO) che forniscono gli strumenti per l'elaborazione e la presentazione di documenti XML in maniera molto flessibile.

XSL-FO - *XSL Formatting Objects*
Definisce un insieme di tag di formattazione.

XSLT - *XSL Transformation*
Consente di controllare le operazioni che rendono i dati presentabili.

Finito di stampare nel mese di marzo 2010

GPSR Compliance

The European Union's (EU) General Product Safety Regulation (GPSR) is a set of rules that requires consumer products to be safe and our obligations to ensure this.

If you have any concerns about our products, you can contact us on

ProductSafety@springernature.com

In case Publisher is established outside the EU, the EU authorized representative is:

Springer Nature Customer Service Center GmbH
Europaplatz 3
69115 Heidelberg, Germany

www.ingramcontent.com/pod-product-compliance
Ingram Content Group UK Ltd.
Pitfield, Milton Keynes, MK11 3LW, UK
UKHW021254180426
11947UKWH00010B/784